बैच फ्लावर रैमेडीज़
के
सफल अनुभव

OTHER BOOKS BY THE SAME AUTHOR

English:
(1) Bach Flower Remedies
(2) Repertory of Bach Flower Remedies
(3) My Clinical Experiences in Bach Flower Remedies
(4) Practical Homoeopathy
(5) Homoeopathic Guide for all

Hindi:
(1) Bach Flower Remedies
(2) Saral Chikitsa (Homoeopathy)
(3) Ghrelu Homoeopathic Doctor

Punjabi:
(1) Bach Flower Remedies
(2) Bach Flower Remedies Experience
(3) Homoeopathic Guide
(4) Ghrelu Homoeopathic Doctor
(5) Ghrelu Homoeopathic Doctor Guide
(6) Tat-fat Ilaj (Homoeopathy)

बैच फ्लावर रेमीडीज़

के

सफल अनुभव

डॉ० डी० एस० वोहरा

प्रकाशक का सुझाव

इस पुस्तक में वर्णित बातों का उद्देश्य चिकित्सकीय सलाह को प्रतिस्थापित करना नहीं है। कोई भी व्यक्ति जिसे चिकित्सशीय देख-रेख की आवश्यकता है, उसे एक योग्य चिकित्सक से सलाह अवश्य लेनी चाहिये।

भारत में प्रकाशित

प्रथम संस्करण : 1997
पुनः मुद्रण 1999, 2001, 2004, 2008, 2024

बैच फ्लावर रैमेडीज़ के सफल अनुभव

प्रथम संस्करणः 1997
7वाँ पुनः मुद्रणः 2017

प्रकाशक का सुझाव

इस पुस्तक में वर्णित सूचना का उद्देश्य चिकित्सकीय सलाह को प्रतिस्थापित करना नहीं है। कोई भी व्यक्ति जिसे चिकित्सकीय देख-रेख की आवश्यकता है उसे एक योग्यता प्राप्त चिकित्सा से सलाह अवश्य लेनी चाहिए।

प्रकाशकः कुलदीप जैन

बी. जैन पब्लिशर्स (प्रा.) लि.
1921/10, चूना मण्डी, पहाड़गंज, नई दिल्ली - 110 055, भारत
दूरभाषः 91-11-4567 1000, फैक्सः 91-11-4567 1010
ई-मेलः info@bjain.com वेबसाईटः **www.bjain.com**

ISBN: 978-81-319-0530-2

भूमिका

जब मेरी पहली किताब बैच फलावर रैमेडीज़ पंजाबी में छपी तो इस सांइस की जानकारी भारत वर्ष में बहुत कम थी। बहुत कम डॉक्टर इन दवाइयों के नाम से परिचित थे और न ही ये दवाइयाँ दुकानों पर मिलती थीं। इस विषय पर सिर्फ एक दो किताबें अंग्रेजी में बी० जैन प्रकाशन दिल्ली में और एक दो किताबें डा० कृष्णा मूर्ति मद्रास से प्राप्त हो सकती थीं। आज जब मेरी पंजाबी और हिन्दी में लिखी हुई बैच फलावर रैमेडीज़ दो बार छप चुकी हैं और ये दवाइयाँ भी अब बड़े शहरों में आसानी से मिल जाती हैं तो ये समझने में कोई सन्देह नहीं होना चाहिए कि बैच फलावर रैमेडीज़ एक लोक प्रिय सांइस है। मुझे पिछले बीस साल से लाखों मरीजों को होम्योपैथी और बैच फलावर रैमेडीज़ से ठीक करने का अवसर मिला। मैं अपने निजी अनुभव के आधार पर ये कह सकता हूँ कि अगर डॉक्टर मरीज की असली अन्दरूनी मानसिक हालत के अनुसार बैच फलावर की दवाई दे। तो मरीज को जरूर ही मानसिक और शारीरिक दुखों से आराम मिलता है।

आज के युग में जब मनुष्य के मन की ग्लानि सभी सीमायें पार कर चुकी हैं। घर-घर में उदासीनता, डर, नफरत, ईषा, द्वेष और दुश्मनी का बोलबाला है और आर्थिक सुखों की आड़ में मनुष्य मानसिक दुखों की लपेट में आ गया है। इस उदासीनता के घोर अंधेरे में बैच फलावर रैमेडीज़ एक प्रकाश पुंज का काम करती है।

मेरे पास कितने ही ऐसे मरीज आये जिन्होंने बैच फलावर रैमेडीज़ की किताब पढ़ी और ये महसूस किया कि ये दवाइयाँ ही उनके मन की ग्लानि से असली मेल खाती हैं। उनका ईलाज किया और वो लाभप्रद सिद्ध हुई।

भगवान ने हजारों केस मेरे हाथों से इन्हीं दवाइयों की मदद से ठीक किए। इन केसों के आने से चन्द केस नमूने मात्र एक पुस्तक के रूप में पेश कर रहा हूँ और आशा करता हूँ कि मेरी ये तुच्छ सेवा मनुष्य जाति के दुख दूर करने में सहायक होंगी। प्रकाशक व मेरे पास बैच फलावर रैमेडीज़ उपलब्ध है और इनके आम काम आने वाले मिश्रण भी तैयार मिलते हैं।

डॉ दर्शन सिंह वोहरा

एफ–2/26, मॉडल टाउन, दिल्ली – 110 009

डॉ० वोहरा

द्वारा

बैच फ्लावर रैमेडीज़ से

रोगियों का

सफल उपचारिक इतिहास

मेरे सफल अनुभव

1. श्रीमती चंडोक शाम को 8 बजे मुझसे मिलने आई और कहने लगी कि अंकल मेरे दांत में इतना अधिक दर्द है कि मैं इसे अभी निकाल कर फेंकना चाहती हूँ।

   जब किसी अनिच्छिक चीज़ से छुटकारा पाने की तीव्र इच्छा हो तो इसके लिए **क्रैब ऐपल (Crab apple)** दवाई देनी चाहिए। इस दवाई की एक खुराक मुँह में डाल दी और दूसरी खुराक एक घंटे बाद लेने को कहा। वह दो दिन बाद फिर मुझसे मिलने आई तो उनका पहला प्रश्न ये था, "अंकल वो आपने कौन-सी जादू की पुडिया दी थी, मैं गली से पार ही पहुँची थी मेरा दर्द ठीक हो गया और दुबारा दर्द नहीं हुआ।" दूसरी पुडिया मुझे वापस कर दी कि इसकी जरूरत नहीं पड़ी।

2. मोना 14 साल की थी, पढ़ने में काफी होशियार थी। स्कूल की सारी रिपोर्ट हमेशा अच्छी आती थी। मगर उसको परीक्षा का बहुत डर रहता था। परीक्षा से एक दिन पहले वह हमेशा बीमार हो जाती थी। कभी सिरदर्द, कभी बुखार, कभी दस्त लग जाते और वह परीक्षा में नहीं बैठ सकती, स्कूल की रिपोर्ट के आधार पर उसे वार्षिक परीक्षा में पास कर दिया जाता था। जब बोर्ड की परीक्षा पास आयी तो प्रिंसिपल ने उसके पिता को बुलाकर कहा कि अगर वह अन्तिम स्कूल परीक्षा में पास न हुई तो उसका नाम बोर्ड की परीक्षा में नहीं भेज सकेंगे। जब किसी चीज़ का डर हो तो उसकी दवाई **मिमुलस (Mimulus)** है। **मिमुलस (Mimulus)** दवाई रोज तीन बार लेने के लिए उसे दी और कहा कि ये दवाई परीक्षा से चार दिन पहले लेनी शुरू कर दे और परीक्षा के दिनों में भी लगातार लेती रहे।

जब परीक्षा का परिणाम आया तो मोना हंसती हुई यह बताने आई कि उसकी स्कूल परीक्षा बहुत अच्छी हुई थी और अब मुझे आगे आने वाली परीक्षाओं के विषय में किसी प्रकार का डर नहीं है।

3. हरप्रीत अपनी कक्षा में काफी होशियार लड़कों में गिना जाता था। मेहनत भी बहुत करता था। मगर वह कभी भी परीक्षा में 65% से अधिक नम्बर न ले सका जबकि उसे परीक्षा के सभी प्रश्नों के उत्तर आते थे। कारण उसकी शारीरिक कमजोरी थी। पेपर हल करते समय उसकी उंगलियाँ थक जाती और पेपर पूरा न हो पाता। शारीरिक कमजोरी के लिए **आलिव (Olive)** दवाई उचित है। परीक्षा शुरू होने के एक सप्ताह पहले उसको ये दवाई तीन बार रोज़ देनी शुरू कर दी। वह आसानी से अपना पेपर हल करता था और उसका कक्षा में प्रथम स्थान आया।

4. हरबिन्दर अपनी कक्षा में सबसे होशियार लड़कियों में गिनी जाती थी। वह बहुत ही बुद्धिमान और मेहनती थी और उसकी याददास्त भी बहुत अच्छी थी। मगर वो परीक्षा में कभी 55% से अधिक नम्बर न ला पाती थी। परीक्षा का डर और परीक्षा के समय घबराहट से उसकी याददास्त भी चली जाती थी। सभी प्रश्नों के उत्तर जानते हुये भी समय पर उसको याद न आते। जैसे ही परीक्षा भवन से बाहर निकलती तो सभी प्रश्नों के उत्तर याद आ जाते। परीक्षा से डर की दवाई **मिमुलस (Mimulus)** है और देरी से याद आने की दवाई **स्क्लेरेन्थस (Scleranthus)** है। इन दोनों दवाइयों का मिश्रण परीक्षा से 4 दिन पहले तीन बार रोज़ देने पर परीक्षा में उसका स्थान 14 से 4 पर आ गया।

5. कँवलजीत सिंह बिना ट्यूशन के स्कूल में नहीं चल सकता था। वह काफी होशियार था। किन्तु जो पढ़ता वो याद न रह पाता,

जब उसे पूछा कि टेलीविजन पर जो पिक्चर देखते हो क्या वह सब चीज़ याद रहती है तो उसने हाँ में जबाव दिया। दुबारा पूछा कि अगर किसी दोस्त को कोई सन्देश पहुँचाना हो, वह याद रहेगा तो भी उसने हाँ में जवाब दिया। फिर अगर कोई पत्रिका में रोचक कहानी पढ़ो तो वो याद रहती है तो भी उसने हाँ में जबाव दिया! तुम कितनी देर बैठ कर स्कूल की किताब पढ़ सकते हो — "बहुत थोड़ी देर के लिए, मैं जल्दी ऊब जाता हूँ।"

इस केस में कंवलजीत सिंह की याददास्त में कोई कमी नहीं थी। वह पढ़ाई में ध्यान नहीं देता, इस लिए उसको याद नहीं रहता और वह जल्दी ऊब जाता था। लगातार बैठ कर नहीं पढ़ सकता था। ध्यान न देने के लिए **चेस्ट नट बड (Chest nut Bud)** और लगातार न पढ़ सकने के लिए **आलिव (Olive)** दवाई निकली, इन दोनों दवाइयों का मिश्रण तीन बार प्रतिदिन देने से दो सप्ताह बाद उसकी पढ़ाई में फर्क पड़ गया।

6. डिम्पल का किस्सा अजीब ही था। उसके बोर्ड की परीक्षा में सिर्फ 6 सप्ताह रह गये थे। किन्तु वह बिलकुल भी नहीं पढ़ती थी। माँ-बाप के समझाने या डॉटने का उस पर कोई प्रभाव नहीं था। उसके ट्यूटर ने साफ कह दिया कि इस हालत मैं उसकी ट्यूशन नहीं रख सकता। परेशानी की बात ये थी, कि आने वाली परीक्षा की उसको कोई चिन्ता न थी। न कोई डर और न उसका अहसास। बड़े प्यार और मेहनत के साथ उससे ये पूछने में कामयाब हुए कि परीक्षा के मामले में इतनी लापरवाही का क्या कारण है। उसने बताया कि इतिहास में मैं कभी पास हो ही नहीं सकती तो इतिहास पढ़ने में समय क्यों नष्ट किया जाय। अंग्रेजी और रसायन विज्ञान आसनी से याद कर सकती हूँ। इसके लिए अभी क्या जल्दी है। मैं परीक्षा के समय कर लूगीं। इस केस में ये दवाईयाँ निकाली गई।

लार्च (Larch) — इतिहास के लिए आत्म-विश्वास में कमी।

गार्स (Gorse) — इतिहास में फेल होने का यकीन।

स्क्लैरेन्थस (Scleranthus) — अंग्रेजी और रसायन विज्ञान में अत्यधिक आत्मविश्वास।

ह्वाइट चेस्ट नट (White Chest Nut) — हर वकत इतिहास में फेल हो जाने का विचार।

ये चारों दवाइयाँ तीन बार प्रतिदिन देने पर दस दिन बाद उसके मन से इतिहास में फेल होने का आभास समाप्त हो गया। तो गार्स दवाई हटा दी गई। तीन दिन के बाद उसने इतिहास पढ़नी शुरू कर दी। तो लार्च दवाई हटा दी गई। उसके बाद सिर्फ **आलिव (Olive)** (लगातार पढ़ने के लिए) और **स्क्लेरेन्थ्रस** इन दोनों दवाइयों का मिश्रण लगातार परीक्षा समाप्त होने तक देते रहे। तो डिम्पल 65% अंक लेकर अपनी परीक्षा में पास हुई।

7. दर्शन कौर को पुराने सिरदर्द-माइग्रेन की शिकायत थी। उसको तीन दवाइयों का मिश्रण **ह्वाइट चेस्ट नट, वालनट, चैरी प्लम** दी जा रही थी। इससे उसका सिरदर्द काबू में रहा। अचानक उसके भाई को दुर्घटना में जख्मी हो जाने की वजह से हस्पताल पहुँचाया गया था। जब से उसको ये खबर मिली उसकी चिंता से सिरदर्द बढ़ गया। **रेड चेस्ट नट (Red Chest Nut)** की तीन खुराकें देने से उसका सिरदर्द ठीक हो गया।

8. आशीष वर्मा का जैसे पढ़ाई से बिलकुल ही ध्यान हट गया हो। जैसे ही वो किताब खोलता उसे उबासी आनी शुरू हो जाती और नींद आ जाती। वैसे वो हर तरह सामान्य था। खाने पीने में, खेलने-कूदने में, दोस्तों में किसी प्रकार की कमी न थी। कमी सिर्फ एक बात की थी। कि कोई काम लगातार बैठ कर

नहीं कर सकता था। जल्दी ऊब जाता था और यही हाल उसका पढ़ाई में था। जैसे पढ़ना शुरू करता तो शीघ्र ही ऊब जाता और किताब बन्द कर देता। जब बोर्ड की परीक्षा पास आई तो चिन्ता लगी कि कैसे पास होगा।

एक मिश्रण **मिमूलस** (डर के लिए) और **आलिव (Olive)** एकाग्रचित्त होने के लिए दी। यह मिश्रण तीन बार प्रतिदिन लेने के बाद वह पढ़ाई में लिप्त हो गया और अच्छे नम्बर लेकर पास हुआ।

9. जसप्रीत कौर 13 वर्ष की थी। दो साल पहले वह बस के अन्दर खड़ी होकर सफर कर रही थी। झटके से बस एक जगह रूकी और उसका सिर बस के डण्डे से टकराया। तब से उसको सिरदर्द की शिकायत शुरू हो गई।

नैट्रम सल्फ (Natrum Sulf) दवाई देने से उसका सिरदर्द तो ठीक हो गया। मगर वह इतनी नर्वस और कमज़ोर हो चुकी थी कि वह कोई भी काम करने में असमर्थ थी। पढ़ाई में पीछे रह गई। हर समय उदास रहती और छोटी-छोटी बात पर रोने लगती। थोड़ा काम करने से भी थक जाती।

एक मिश्रण (नर्वस होने के लिए) **मिमुलस** और (कमजोरी के लिए) **आलिव (Olive)** रोज़ाना तीन बार लगातार देते रहे। तो ये लड़की 6 हफ्ते बाद बिल्कुल तन्दुरूस्त हो गई।

10. मिन्टू एक बड़ा लाडला और बिगड़ा हुआ बेटा था। उसके माँ-बाप की ये शिकायत थी कि बच्चे को भूख भी नहीं लगती और वह कुछ भी नहीं खाता। पूछताछ करने से पता लगा कि वह दिन में कई बार टाफियाँ, आइसक्रीम व कोका-कोला लेता रहता मगर रोटी खाने के समय उसको कोई चीज़ अच्छी नहीं लगती व भूख भी नहीं लगती।

विलो (Willow) दवाई की तीन खुराक रोजाना दो दिन

देनी पड़ी इसके बाद मिन्टू ने खाना-खाना शुरू कर दिया और उसकी भूख भी वापस आ गई।

11. सुधा रानी का सिर-दर्द से फट रहा था। पिछली चार रातों से वह सो न सकी थी। एक महीने के बाद उसकी लड़की की शादी होनी तय हुई थी और अब तक कोई शादी की तैयारी नहीं हो सकी थी। उसको डर था कि ये सारा काम कैसे होगा।

मिमूलस (**Mimulus**) — डर और **हार्न बीन** (**Horn Bean**) — मानसिक कमजोरी, दिन में तीन बार लेने से एक हफ्ते बाद उसका मानसिक तनाव हट गया। नींद आनी शुरू हो गई और वह शादी की तैयारी में लग गई। शादी से दो दिन पहले वही तकलीफ़ वापस आ गई। रात को नींद न आई और सुबह सिर-दर्द से बुरा हाल हो गया। ("कल सुबह बारात को मेरे दरवाजे पर आ जाना है और अभी तक इतने सारे छोटे-छोटे काम बाकी पड़े हैं। ये सारा काम कैसे समाप्त होगा।") यही विचार उसके मन में लगातार आ रहे थे। सबसे पहले उसको तीन खुराक **हार्न वीन (Horn Bean)** की दी ताकि उसके मन की मानसिक कमज़ोरी (काम शुरू करने से पहले ही काम न कर पाने का डर) समाप्त हो जाय। इसके बाद उसको दो दवाइयों का मिश्रण —

1. **मिमुलस (Mimulus)** — डर
2. **ह्वाइट चेस्ट नट (White Chest Nut)** — बार-बार वही विचार आना।

इससे सारी शादी का प्रोग्राम खुशी-खुशी पूरा हो गया।

12. आशा कौर के गले पर एक सफेद रंग का दाग था। कोई तकलीफ़ न थी। न खारिश, न दर्द और कभी उसने इस तरफ ध्यान ही नहीं दिया था। पिछले कुछ दिनों से ये दाग फैल कर

नीचे की तरफ बढ़ गया। तो किसी ने उसके मन में भ्रम डाल दिया कि ये निशान फुल-बहरी का है और ये सारे शरीर पर फैल सकता है। वह घबराई हुई मेरे पास आई कि किसी तरह मुझे इस बीमारी से छुटकारा दिलाओ।

दो दवाइयों का मिश्रण —

1. **मिमुलस (Mimulus)** — डर
2. **क्रैब एपल (Crab Apple)** — (किसी चीज़ को शरीर से अलग फेकने की इच्छा) प्रतिदिन तीन बार देते रहे। 15 दिन बाद सफेद दाग पर लाली आनी शुरू हो गई। तो आशा कौर के मन से डर समाप्त हो गया। एक महीने के लिए यही मिश्रण जारी रखा इसके बाद **मिमुलस** दवाई हटा दी और केवल **क्रैब एपल** दवाई दो महीने देनी पड़ी तब उसका दाग बिलकुल हट गया।

13. हरप्रीत कौर उम्र 40 साल। लेकिन वह अपने शरीर की देखभाल पूरी तरह रखती। चाहे उसका शरीर अन्दर से कई बीमारियों के कारण खोखला हो चुका था इसके कई इलाज चल रहे थे। परन्तु जब से उसे होठो पर सफेद दाग का निशान दिखा तो उसकी जान खुश्क हो गई। इस बीमारी का कोई ईलाज नहीं। क्या मैं सारी उम्र इस भद्दे दाग को अपने चेहरे पर देखती रहूँगी। ये विचार उसको बार-बार परेशान करते। जब वह हमारे पास आई तो हमे ऐसा महसूस हुआ कि उसकी बीमारी कैंसर की तरह बढ़ रही है। उसके पेट में अल्सर उसको दिन रात परेशान कर रहा था। मगर उसके मुँह से एक ही रट लगी हुई थी कि किसी तरह मेरे मुँह से सफेद दाग दूर करो। "डॉ० साहब, पहले मेरे सफेद दाग का इलाज करो बाकी बीमारियों का ईलाज बाद में होता रहेगा।"

जब किसी जीव का ध्यान किसी अह्म और जरूरी चीज़ से हटकर किसी मामूली चीज़ की तरफ चला जाय तो उसे

क्रैब एपल (**Crab Apple**) की जरूरत होती है। एक मिश्रण **ह्वाइट चेस्ट नट** और **क्रैब एपल** प्रतिदिन 4 बार लगातार देने से तीन महीने के बाद उसका सफेद दाग भी हट गया और शरीर भी स्वस्थ हो गया।

14. उपहार की रुचि खेलों की तरफ थी। वह कभी भी किसी काम के लिए टिक कर न बैठता। जब परीक्षा पास आ गई तो बच्चे को पढ़ाई का फिक्र हुआ। उसके मास्टर ने ये तसल्ली तो दी कि बच्चा होशियार है और अगर दो घन्टे भी टिक कर बैठ जाए तो इम्तहान में पास हो जायेगा।

आलिव दवाई तीन बार रोज़ लेने से चार दिन के बाद उपहार पढ़ने के लिए टिक कर बैठ जाता था। जैसे उसने पढ़ना शुरू किया उसे ये महसूस होने लगा कि परीक्षा तक उसका कोर्स समाप्त नहीं हो पायेगा। इससे उसे घबराहट होने लगी और जब पिछले याद किये हुए प्रश्न देखता तो ऐसा महसूस होता कि ये सब भूल जायेगा। अब उसको पास न होने की चिन्ता होने लगी।

उसको दो दवाइयों का मिश्रण –

1. **मिमुलस** (**Mimulus**)
2. **स्क्लेरेन्थस** (**Scleranthus**) – वकत पर याद न आना तीन बार प्रतिदिन देनी शुरू कर दी जिससे उसको आराम आना शुरू हो गया। लेकिन उसने जुकाम होने पर अंग्रेजी दवाई ले ली। जिसके फलस्वरुप इन दवाइयों का असर कम हो गया। चार खुराक **जैंसियन (Gentian)** दवाई देने के बाद पहली दवाइयों का मिश्रण देना शुरू किया और ये मिश्रण जब तक उसकी परीक्षा समाप्त नहीं हुई देते रहे। उपहार प्रथम श्रेणी में पास हुआ।

15. अनीता का बेटा जन्म के 20 दिन बाद मर गया। तो उसने बहुत शोक मनाया दिन-रात रोती रहती। दिलासा देने पर यही कहती कि रोना मेरे बस में नहीं है। बच्चे की मासूम सूरत हर समय मेरे सामने रहती है। मेरा शरीर इतना कमजोर हो गया है कि मुझे डर लगता है कि मेरा अगला गर्भ भी नष्ट हो जायेगा।

ये 4 दवाइयाँ उसको प्रतिदिन लेने के लिए दी गई।

(1) **ह्वाइट चेस्ट नट (White Chest Nut)** — बार-बार बच्चे की याद आनी

(2) **चेरी प्लम (Cherry Plum)** — अत्यधिक दुख

(3) **आलिव (Olive)** — ताकत के लिए

(4) **मिमुलस (Mimulus)** — डर

एक हफ्ते के बाद उसका रोना बन्द हो गया और कमज़ोरी भी हट गई। इसलिए **चैरी प्लम** और **आलिव** हटा दी और सिर्फ **ह्वाइट चेस्ट नट** और **मिमुलस** देते रहे। तीन सप्ताह बाद उसको कोई मानसिक तकलीफ़ न रही। तो दवाई बन्द कर दी।

16. गौरव को पुरानी कब्ज़ थी। वह बाजार से चटपटी चीजें खाता था। घर की सादी रोटी उसको पसन्द ही न थी। कब्ज़ के साथ गैस पैदा होती और एसीडिटी से गले और सीने में जलन होती जिसके लिए वह अंग्रेजी दवाई खा लेता। घर वालों ने बहुत समझाया और जब तकलीफ़ होती वह मान भी जाता कि आगे वह बाजार की चीज नहीं खायेगा। मगर चटपटी चीजों को छोड़ना उसके वस में न था। एक तो उसकी पुरानी आदत और इसके मन का विश्वास हट जाना। इन दोनों के लिए उसे, **चैरी प्लम** और **वालनट** का मिश्रण तीन बार रोज लेने के लिए कहा, 6 सप्ताह के ईलाज के बाद उसने अपने आप बाजार का खाना बन्द कर दिया उसकी सेहत ठीक हो गई।

17. ऊषा को बहुत पुराना सिरदर्द था। बहुत अंग्रेजी दवाइयाँ ली। मगर कुछ फर्क न पड़ा। सिरदर्द तो न गया मगर भूख समाप्त हो गई और हर वक्त दवाइयों की खुमारी रहती। अब भी एक कैपसूल रोज़ का खा रही थी। इसलिए न छोड़ सकी कि डर था और तकलीफ़ न बढ़ जाए। उसकी शादी 23 वर्ष की उम्र में हुई और तीन वर्ष के बाद उसके पति ने उसे छोड़ दिया। इस मानसिक धक्के के कारण ही उसको ये सारी बीमारियाँ शुरु हुई। सबसे पहले उसको एक खुराक **इग्नीशिया (IGNATIA-CM)** दी। उसके मानसिक धक्के के असर को हटाने के लिए।

तीन दवाइयों का मिश्रण लगातार तीन बार प्रतिदिन खाने के लिए बना दिया।

(1) **ह्वाइट चेस्ट नट (White Chest Nut)** — बार-बार सिर दर्द के दौरे के लिए।

(2) **वालनट (Wall Nut)** — पुरानी बीमारी।

(3) **मिमुलस** — कैपसूल छोड़ने का डर।

एक महीने के बाद उसके मन से डर हट गया और उसने कैपसूल खाने बन्द कर दिये। **मिमुलस** दवाई बन्द कर दी और शेष दो दवाइयों का मिश्रण जारी रखा। फिर उसको सिरदर्द का दौरा न पड़ा।

18. नीरू की उम्र 13 साल की थी। जब उसको सिरदर्द का तेज दौरा पड़ा उसके साथ बहुत पेशाब आया। सिरदर्द का कोई कारण न था। बिल्कुल इसी तरह का दौरा उसको तीन साल पहले पड़ा था। डॉक्टरों को न इसका कारण मिला न इसका ईलाज। नीरू के मन में एक शक पैदा हो गया कि उसको बाकी जिन्दगी इन दौरों के साथ काटनी पड़ेगी। शारीरिक तौर पर वह पहले ही कमजोर थी। जल्दी थक जाती थी। उसके ईलाज के लिए तीन दवाइयों का मिश्रण तैयार किया।

(1) मिमुलस (Mimulus) — डर

(2) आलिव (Olive) — शारीरिक कमजोरी

(3) हवाइट चेस्ट नट (White Chest Nut)

इन दवाइयों का मिश्रण तीन बार प्रतिदिन देने से एक हफ्ते बाद उसके मन से सारा डर निकल गया। उसके बाद **मिमुलस** दवाई बन्द कर दी तथा शेष दोनों दवाइयाँ एक महीने देने से वह ठीक हो गई।

19. वीरेन्द्र कुमार के गले में जैसे दुखन शुरू हुई तो वह कहने लगा कि अब उसको बहुत जोर से जुकाम लगेगा जो कई दिन के लिए उसे नकारा कर देगा। ये उसकी बहुत पुरानी तकलीफ थी। पहले गले में खराश दुखन शुरू होती फिर बहुत तेज जुकाम होता और कई दिन तक जारी रहता। उसको इन तीन दवाइयों का मिश्रण बना दिया।

(1) ह्वाइट चेस्ट नट (White Chest Nut) — बार-बार वही बीमारी।

(2) वालनट (Wall Nut) — पुरानी बीमारी।

(3) मिमुलस (Mimulus) — बीमारी बढ़ने का डर।

इस मिश्रण को तीन बार प्रतिदिन देने से तकलीफ़ बढ़ने से रूक गई। मन में से डर हट गया जिससे **मिमुलस** दवाई की जरूरत न रही। इसके बाद वाकी दो दवाइयों का मिश्रण दो महीने लगातार देते रहे।

20. श्रीमती शशी कुमारी कहने लगी कि उसको अपने क्रोध से डर लगता है। क्रोध में वह अपना आप खो बैठती है। कुछ भी कर सकती है। बहुत रोती है रोने का बहाना ढूँढती है। तीन मास पहले जब उसका ससुर एक दुर्घटना में मर गया तो घर की सारी जिम्मेदारियाँ उसके सिर पर आ गई। उसकी छाती में

दर्द होने लगा जो अब तक जारी है। उसको टी० बी० हुआ जो अंग्रेजी ईलाज से ठीक हो गया। उसके बड़े भाई को भी टी० बी० हुआ जिसका उसके मन पर बहुत गहरा असर पड़ा तो सारे शरीर में बहुत घुटन महसूस करती। पुरानी बीमारियों की यादें दुख देती। उसके ईलाज के लिए ये तीन दवाइयाँ दी —

(1) **ह्वाइट चेस्ट नट (White Chest Nut)** — पुरानी यादों की पुनरावृत्ति।

(2) **चैरी प्लम (Cherry Pulm)** — बेकाबू क्रोध।

(3) **क्रैब एपल (Crab Apple)** — घुटन से छुटकारा पाना।

इन तीनों दवाइयों का मिश्रण तीन बार प्रतिदिन देने से, तीन महीने बाद वह बिलकुल ठीक हो गई।

21. जानकी को कॉलेज में एकदम जी कच्चा हुआ और उल्टियाँ आने लगी। पेट में गैस भरी थी और हाथ लगाने से भी दर्द होता था। पहले एक खुराक **काल्सिकम-30 (Colchicum-30)** दी। जिससे उसकी उल्टियाँ रूक गई गैस भी कम हो गई। मगर जी कच्चा होने में कोई आराम न हुआ। शरीर में कमजोरी महसूस हो रही थी। वो कोई ठोस आहार नहीं ले रही थी। उसे डर था कि ठोस आहार लेने से फिर उल्टियां शुरू हो जायेंगी और उल्टियों से शरीर का पानी समाप्त हो जायेगा और फिर उसे हस्पताल में ग्लूकोज चढ़ायेंगे। उसके लिए निम्न तीन दवाइयाँ निकाली —

(1) **ह्वाइट चेस्ट नट (White Chest Nut)** — लगातार दिल कच्चा होने के लिए।

(2) **आलिव (Olive)** — कमजोरी के लिए।

(3) **मिमुलस (Mimulus)** — डर के लिए।

तीनों दवाइयों का मिश्रण तीन बार प्रतिदिन देना पड़ा

जिससे वह ठीक हो गई।

22. शत्रुघन 45 साल की उम्र में कई बीमारियों का शिकार हो चुका था। छ: महीने से शरीर में खारिश हो रही थी। आठ महीने पहले उसके दिल की बाईपास सर्जरी हुई थी। उसके ऑपरेशन में दाहिने पैर की धमनी काट कर प्रयोग की गई। जो ऑपरेशन से ठीक हुई उस समय डॉक्टर ने तसल्ली दी की ये कोई नई बात नहीं है। कभी-कभी ऑपरेशन के बाद घाव की सिलाई के लिए जो धागा प्रयोग किया जाता है वह धुलता नहीं जिस वजह से पस पड़ जाती है। अब दुबारा पहले ऑपरेशन वाली जगह से थोड़ी दूरी पर पहले की तरह सूजन होनी शुरू हुई तो शत्रुघन के मन में डर पैदा हुआ कि ये इस जगह पर भी दुबारा ऑपरेशन करेंगे। उसकी बाईं बाजू में भारीपन महसूस होता था। मुँह में छाले थे। सीने में जकड़न महसूस होती थी। वह इन सब चीज़ों से छुटकारा पाना चाहता था। हर समय इन तकलीफ़ों का विचार आते ही उसके मन में चक्कर आने लगते थे उसको तीन दवाइयों का मिश्रण लगातार दो महीने देते रहे।

(1) ह्वाइट चेस्ट नट (White Chest Nut)

(2) क्रैब एपल (Crab Apple)

(3) मिमुलस (Mimulus)

दो महीने के बाद उसका डर, पैर की सूजन और बाजू के भारीपन, इन सब में आराम आ गया।

23. पिंकी की शादी 4.12.92 को तय हुई। 1.11.92 को उसको बहुत सख्त खाँसी लगी और खाँसी के साथ बलगम निकली। उसके मन में भय हो गया कि अगर इसी तरह की खाँसी उसको ससुराल में लगी तो वह लोग यह समझेंगे कि धोखे से बीमार लड़की उनके घर व्याह दी गई है। चाहे उसको पहले

भी कभी ऐसी तकलीफ़ नहीं हुई थी। लेकिन उसके पिता को अस्थमें की शिकायत थी और उसको खाँसी के साथ ऐसी ही बलगम निकला करती थी। अब उसके मन में ये भ्रम हो गया कि ये उसकी खानदानी बीमारी तो नहीं और यही विचार उसको बार-बार परेशान कर रहे थे।

उसको इस दुखदायी स्थिति से निकालने के लिए ये तीन दवाइयाँ प्रतिदिन तीन बार लेने के लिए कहा –

(1) **ह्वाइट चेस्ट नट (White Chest Nut)** – बार-बार वही विचार आना।

(2) **मिमुलस (Mimulus)** – डर।

(3) **वालनट (Wall Nut)** – खानदानी बीमारी।

दस दिन के बाद जब पिंकी को फोन किया तो पता लगा कि वह बिल्कुल ठीक है और उसे कोई परेशानी नहीं है।

24. श्रीमती बजाज कहने लगी डॉक्टर साहब क्या आपके पास कोई ऐसी दवाई है जिससे आदमी कम बातें करें। मैं बहुत बोलती हूँ। इस बात का मुझे अहसास है। कई रिस्तेदारों और मित्रों ने टोका भी है। लेकिन मैं असमर्थ हूँ। मैं इस बुरी आदत को छोड़ नहीं सकती बहुत कोशिश करने से भी मैं बोलने से नहीं रुकती। दूसरी तरफ मैं किसी दूसरे को बोलने का मौका नहीं देती। अगर कोई दूसरा बोलना चाहे तो मैं उसकी बात छीनकर खुद बोलना शुरू कर देती हूँ। इससे अब बहुत से मित्र मेरे साथ बात करने से कतराते हैं। इनकी दो दवाईयाँ –

(1) **चैरी प्लम (Cherry Plum)** – अपने आप पर काबू न होना।

(2) **इम्पेसेन्स (Ipatiens)** – बेसब्री।

दोनों दवाइयाँ तीन बार रोज़ लेने से एक हफ्ते बाद उसकी आदत में काफी फर्क पड़ गया और महीने बाद वह तन्दुरूत हो गई।

25. रविदत्त B. A. में पढ़ता था। अच्छा होशियार और होनहार लड़का था। परन्तु अब उसका मन पढ़ाई में नहीं लगता था। दो साल पहले तो बिल्कुल नार्मल था। दस साल पहले तक उसके शरीर पर खारिश की शिकायत थी। 2½ साल की उम्र में उसे अस्थमें की शिकायत थी। तीन साल की उम्र में उसकी चमड़ी उबलते पानी से झुलस गई। 5 साल की उम्र में एक कुत्ते ने काटा और उसको टीके लगे। अब उसकी मानसिक अवस्था ये थी कि अण्डे खाने की जबरदस्त इच्छा होती जिसको वो काबू न कर पाता। इसके लिए उसे **चैरी प्लम** दी गई।

(2) कोई काम वह टिककर न कर सकता जल्दी ऊब जाता इसके लिए उसको **आलिव (Olive)** दी गई।

(3) हर एक काम को वह टालने की कोशिश करता जिसके लिए उसे **स्कलेरेन्थस (Scleranthus)** दी।

तीनों दवाइयों का मिश्रण प्रतिदिन तीन बार देने से दो हफ्ते बाद उसकी हालत में काफी सुधार हुआ। यही नुस्खा तीन महीने तक जारी रखा।

26. कु० बख्सी का लिखा हुआ ये नोट उसका ड्राइवर मेरे पास लाया अंकल आपकी पिछली दवाई ने मुझे बहुत फायदा पहुँचाया। परन्तु कल मेरी पिछली तकलीफ के चिह्न वापस आ गये हैं। अंकल कल शाम को कॉलेज में मुझे एक पेपर पढ़ना है। इस लिए ये जरुरी है, कि कल दोपहर तक मैं बिल्कुल ठीक महसूस करूँ। क्या आप मुझे कोई ऐसी दवाई दे सकते हो। आपको तकलीफ़ देने के लिए मुझे बहुत खेद है और आपकी मदद के लिए धन्यवाद।

इसके लिए ये तीन दवाइयों का मिश्रण दिया —

(1) जैंन्सियन (Gentian) — कल दोपहर तक ठीक होने में शंका।

(2 **मिमुलस (Mimulus)** — डर।

(3) **हार्न बीन (Horn Bean)** — काम शुरू करने से पहले ही मानसिक कमजोरी।

चार खुराकें दो-दो घंटे बाद लेने के लिए कहा और कुमारी बख्सी अपना पेपर बड़ी तसल्ली से कॉलेज असेम्बली के सामने पढ़ सकी।

27. श्रीमती कपूर के सारे शरीर में बहुत दर्द था। किसी तरह आराम न होता मन भी बहुत अशान्त रहता। हर समय विचारों में खोई रहती। दिमाग को दो घड़ी भी आराम न मिलता सुभाव में बहुत उत्तेजना किसी को बात भी पूरी न करने देती। औरों के काम में वह बहुत जल्दी मचाती लेकिन आप किसी काम को शुरू करने से झिझकती ही नहीं, संसय रहता कि मैं इस काम को कैसे पूरा कर पाऊँगी। जब शुरू कर देती तो काम पूरा हो जाता, लेकिन जल्दी थक जाती। उनके लिए चार दवाइयों का मिश्रण बना दिया।

(1) **ह्वाइट चेस्ट नट (White Chest Nut)** — विचारों की उधेड़बुन।

(2) **इम्पेसेन्स (Impatans)** — उत्तेजना।

(3) **हार्न बीन (Horn-Bean)** — मानसिक कमज़ोरी।

(4) **आलिव (Olive)** — शारीरिक कमज़ोरी।

ये ईलाज एक महीने तक लगातार चला।

28. परिमिन्दर कौर की शादी को तीन महीने रहते थे मगर वह बहुत उदास थी। जैसे-जैसे शादी की तारीख पास आती थी उसकी उदासी बढ़ती जाती थी। भूख भी कम लगने लगी और वज़न भी घटना शुरू हो गया। उसकी माता ने तो कोई कारण न बताया। सिर्फ इतना कहने लगी कि जैसे-जैसे तारीख पास आती है ये लड़की शादी की ही रट लगाये रहती है। जैसे शादी बहुत

खतरनाक चीज़ हो। बहुत मुश्किल से परिमिन्दर ने इसका कारण बताया कि उसको माँ से बहुत अधिक प्यार है और जैसे-जैसे बिछुंड़ने का दिन नजदीक आता है उसको और कुछ नहीं सूझता। शादी और बिछुड़ना यही उसको परेशान किये रहते हैं।

उसके लिए दो दवाइयों का मिश्रण तैयार किया —

(1) **ह्वाइट चेस्ट नट (White Chest Nut)** — वही विचार बार-बार आना।

(2) **चिकोरी (Chicory)** — किसी से जरुरत से अधिक लगाव।

ये तीन बार प्रतिदिन देने से एक हफ्ते में उस लड़की की काया पलट गई। वह बिल्कुल तन्दुरूस्त हो गई और खुश रहने लगी।

29. कर्नल वोहरा, ये महसूस करने लगा कि पिछले चन्द दिनों से वेध्याना हो गया है। कोई काम समय पर करना भूल जाता है। उसने अपना पहचान पत्र और ड्राइविंग लाइसेन्स अपनी मेज पर रखे ताकि दफ्तर जाते समय अपने साथ ले जाये। मगर दफ्तर जाते समय उनको भूल गया। दो दिन पहले उसने बैंक के लॉकर की चाबी अपने सामने मेज पर रखी लेकिन बैंक जाते समय चाबी साथ ले जाना भूल गये। अब उसको अपने अन्दर एक डर-सा महसूस होने लगा कि फौज का आला अफसर होने की हैसियत से उसकी बहुत सी जिम्मेदारियाँ हैं और लापरवाही तो किसी भी समय उसको बहुत नुकसान पहुँचा सकती है।

उसके लिए तीन दवाइयों का मिश्रण तैयार किया।

(1) **मिमूलस (Mimulus)** — डर।

(2) **ह्वाइट चेस्ट नट (White Chest Nut)**।

(3) **स्क्लेरेन्थस (Scleranthus)** — वकत पर याद न आना।

ये मिश्रण तीन बार प्रतिदिन देने से तीन दिन के बाद वो बिलकुल ठीक हो गया।

30. द्वारिका दास 50 साल की उम्र में कई बीमारियों का शिकार था। बीस साल पहले उसे रेशा जुकाम और अस्थमा की शिकायत थी। जिसको दबाने के लिए वह आज तक अंग्रेजी दवाइयों का प्रयोग कर रहा है। पिछले दस महीने से ये तकलीफ़ काबू से बाहर हो गई और उसको कई बार अस्पताल में भर्ती होना पड़ा। आज भी उसको दो-तीन टीके रोज़ सुबह लगते हैं। उसके सीने में बलगम भर जाती है। सांस में घुटन पैदा होती है और बहुत जोर लगाने से मोटी बलगम खाँस कर निकालनी पड़ती है जिससे वह बहुत कमज़ोरी महसूस करता है। 15 साल पहले उसको पेन्सिलिन का टीका लगा जिस वजह से उसके आधे शरीर में लकवा मार गया। आज भी उसके बाँये हिस्से बहुत कमजोर हैं। बहुत पुरानी कब्ज़ है। आँखों में मोतिया उतर आया है। वही बीमारी बार-बार आती है और उसका ध्यान बार-बार उन्हीं बीमारियों की तरफ जाता है। उसकी लड़की की शादी दो महीने बाद होनी तय हुई है। मकान की दूसरी मंजिल तैयार हो रही है और शादी से पहले उसी मंजिल में शिफ्ट करना है। ये सारा काम कैसे पूरा होगा इसकी चिन्ता उसे दिन रात खाये जा रही है।

19.10.92 — **ह्वाइट चेस्ट नट** + **मिमुलस** + **आलिव** तीन बार रोज़ाना लेने के लिए दी।

21.10.92 — उसका फोन आया कि वह पहले से काफी बेहतर महसूस कर रहा है और उसने टीके लगवाने बन्द कर दिये हैं।

28.10.92 — क्योंकि आराम आते-आते रूक गया इस लिए दो खुराक **जैंन्सियन (Gentian)** की दी और इसके साथ पिछली तीनों दवाइयाँ जारी रखी।

5.11.92 — सीने में दर्द और सोते समय दर्द बढ़ जाता इसलिए एक खुराक **लैकेसिस (Lachosis-200)** की दी और पहली दवा जारी रखी।

17.11.92 — मौसम बदलने से तकलीफ़ बढ़ गई। इसलिए **ह्वाइट चेस्ट नट और वालनट + मिमुलस** इन तीन दवाइयों का मिश्रण तीन बार प्रतिदिन लेने के लिए कहा।

21.11.92 — मन में बहुत तनाव अपने आप में अविश्वास मानसिक कमजोरी महसूस हुई। लड़की की शादी की इतनी जिम्मेदारियाँ कैसे निभा सकूँगा। नुक्सा बदल दिया।

(1) **वरवेन (Vervain)** — तनाव के लिए।

(2) **लार्च (Larch)** — अपने आप पर अविश्वास

(3) **हार्न बीन (Horn-Bean)** — मानसिक कमजोरी

यह मिश्रण तीन बार प्रतिदिन लेने के लिए कहा।

2.12.92 — फोन किया तो ये सुनकर बहुत प्रसन्नता हुई कि द्वारिका बिलकुल ठीक महसूस कर रहा है और शादी के प्रबन्ध में शौक से लगा हुआ है।

31. रानी धवन के दाँत में बहुत दर्द था ऊपर वाली दाहिनी दाँण से दर्द कान तक चला जाता था और वह दर्द से बेहाल हो जाती थी। पिछली सारी रात वह सो नहीं सकी। पिछले दो दिनों से वह कई होम्योपैथिक दवाइयाँ ले चुकी थी। मगर किसी दवा से आराम न आया। रोते हुए कहने लगी कि अब तो मैं इस दाँत को यहीं निकाल कर फेंकना चाहती हूँ। जब मरीज किसी नापसन्द चीज को निकाल कर फेंकना चाहे तो उसके लिए **क्रैब एपल** उपयुक्त दवाई है। तीन खुराक **क्रैब एपल** देने से उसका दर्द ठीक हो गया।

32. पूनम कहने लगी कि उसका 7 वर्ष का बेटा सुबह से हर 5 मिनट के बाद पेशाब कर देता है। इसके अलावा उसको और

कोई तकलीफ़ नहीं। कल रात वह ठीक-ठाक सोया था और रातभर वह पेशाब के लिए नहीं उठा। बार-बार पेशाब आने की तकलीफ़ बहुत दुखदायी होती है। **चैरी प्लम (Cherry Pulm)** की तीन खुराक देने से उसको आराम आ गया।

33. मदन लाल 28 वर्ष की उम्र में अच्छा कामयाब दुकानदार बन गया। उसने अपने भाइयों के साथ मिलकर चिट-फन्ड का काम शुरु कर दिया। काम फेल हो गया और उसको बहुत लम्बा-चौड़ा माली नुकसान हुआ। एक भारी नुकसान दूसरा बदनामी ने उसको परेशान कर दिया। इस दुख को भूलने के लिए उसने शराब पीनी शुरू कर दी। शराबी दोस्तों की संगत में ये आदत पक्की होती गई।

घर बालों का दबाव और डाँट-फटकार से उसने शराबी दोस्तों की संगत छोड़ दी और इसके साथ ही शराब की आदत भी छूट गई। कुछ दिनों के बाद जब उसकी मुलाकात पहले दोस्तों से हुई तो दुबारा शराब पीनी शुरू कर दी और तब से सिरदर्दी हो गई कि वह शराब पिये बगैर रह ही नहीं सकता। बहुत कोशिश करने पर भी वह इस आदत से छुटकारा न पा सका। शराब छुड़ाने के लिए उसे इन तीन दवाइयों का मिश्रण बनाकर दिया।

(1) **ह्वाइट चेस्ट नट White Chest Nut**

(2) **चैरी प्लम Cherry Plum** — अपने मन पर काबू न रखना।

(3) **वाल नट** — पुरानी आदत हटाने के लिए।

ये मिश्रण प्रतिदिन तीन बार लगातार 8 महीने लेने के बाद ही वह इस आदत से छुटकारा पा सका।

34. जगदीश कौर के मन में पिछले दस वर्ष से उदासी रहती थी। कई ईलाज करवाये मगर आराम न आया। रात गोली खाकर सो

जाती थी। अंग्रेजी दवाइयाँ खाने से मुँह और जीभ बिलकुल सूख जाती। हर वक्त डर लगा रहता कभी ऊँचा रोना शुरू कर देती। कभी आत्म-हत्या के बारे में सोचती। दिन-रात ऊँचे-ऊँचे डकार आते।

11.10.90 — को **चैरी प्लम** + **मिमुलस** + **क्रैब एपल** का मिश्रण तीन बार रोज एक हफ्ते के लिए।

16.10.90 — को पहले से काफी आराम लेकिन डकार लगातार जारी इसलिए पहले नुकसे के साथ **चेस्ट नट** दवाई और मिला दी।

29.10.90 — पहले से बहुत आराम। रात नींद वाली गोली बन्द हो चुकी है। परन्तु एक रिस्तेदार की अचानक मौत की खबर सुनकर डर और डकार दानों फिर शुरू हो गये। **मिमुलस** + **ह्वाइट चेस्ट नट** एक हफ्ते के लिए।

9.11.90 — हालत में लगातार सुधार। पहली दवाई जारी रखी।

24.11.90 — अपने आप को बिलकुल ठीक महसूस करती कि अचानक मन में एक डर सा पैदा हो गया जिसका कोई कारण न था। इस अकारण डर के लिए **एस्पन (Aspen)** की तीन खुराक दी। अब मन की अवस्था ऐसे थी।

(1) अकेलेपन का डर

(2) पेट में गैस

(3) अपनी बीमारी का हर समय विचार

नया मिश्रण **मिमुलस** + **क्रैब एपल** + **ह्वाइट चेस्ट नट** तीन बार प्रतिदिन एक हफ्ते के लिए।

8.12.90 — बहुत ठीक कोई डर नहीं, कोई उदासी नहीं परन्तु शारीरिक कमजोरी, जल्दी थक जाती।

इसके लिए **आलिव** + **मिमुलस** + **ह्वाइट चेस्ट नट** प्रतिदिन तीन बार दी।

20.12.90 — रात सोये हुए, एकदम घबरा कर उठी। आराम आने में क्षणिक रुकावट के लिए जैन्सियन तीन खुराक दी और पहला नुस्खा जारी रखा।

5.1.91 — पिछली सब तकलीफ़ों का कोई चिह्न बाकी नहीं रहा। जगदीश कौर बिलकुल तन्दुरूस्त है। तो भी उसको **आलिव** + **ह्वाइट चेस्ट नट** का मिश्रण और 6 हफ्ते के लिए जारी रखने की सलाह दी।

35. कमलजीत कौर शादी से पहले काफी मजबूत दिल वाली थी। परन्तु अब तो छोटी सी बात पर रो पड़ती थी। किसी दूसरे को दुख में नहीं देख सकती और ये सब झमेला तब शुरू हुआ जब वो गर्भवती हुई और डॉ० ने ये कह दिया कि बच्चे के जन्म के समय तुम्हारी और तुम्हारे बच्चे की जान को खतरा है।

4.2.91 (1) **राकरोज** — खौफ।

(2) **रैड चेस्ट नट** — (दूसरों के दुखों की चिन्ता) का मिश्रण दिन में तीन बार एक हफ्ते के लिए।

36. 15.9.89 जगतार कौर को पिछले कई वर्षों से उदासी ने घेरा हुआ था। एलोपैथिक दवाइयों ने उसके दिमाग को कुन्द कर दिया था। मनोवैज्ञानिक ईलाज ने भी उसको सिवाय परेशानी के कुछ न दिया और अब इस ईलाज से तंग आ चुकी थी। उसके मन में कोई बात आ जाए कभी निकलती न थी। ये उसका स्वभाव था। उसको अपनी लड़की की चिन्ता हर समय लगी

रहती। क्योंकि उसका पति बहुत सक्की मिजाज था वह अपनी पत्नी को सगे भाई के साथ भी मायके भेजने से रोकता था। बहुत ही उल्टे स्वभाव का था।

लड़की की चिन्ता, दामाद के उल्टे स्वभाव का डर, इन कारणो के रहते वह कोई काम शुरू ही न कर सकती। ये शंका रहती कि यह काम मैं कैसे समाप्त कर सकूंगी।

एक मिश्रण **(1) रेड चेस्ट नट**

(2) ह्वाइट चेस्ट नट

(3) मिमुलस

(4) हार्नबीन

लगातार प्रतिदिन तीन बार

15.8.89 से 7.3.90 — तक देते रहे और उसकी हालत लगातार सुधरती गई।

8.3.90 — लड़की की चिन्ता बिलकुल समाप्त हो गई है क्योंकि अपने घर में वह बिल्कुल सुखी है। इसलिए **रेड चेस्ट नट** दवाई पहले नुकखा में से हटा दी गई और बाकी तीन दवाइयाँ लगातार जारी रखी।

18.5.90 — अब तो बिलकुल नार्मल रूप से घर का सारा काम काज कर रही थी। अब सिर्फ उसका स्वभाविक रोग (मन से कोई बात न निकलना) वह अभी कायम था।

18.5.90 से 9.11.90 — तक एक ही दवाई **ह्वाइट चेस्ट नट** जारी रखी, तो उसके स्वभाव का ये चिन्ह भी हट गया और वह ठीक हो गई।

37. कश्मीर कौर के पेट में अल्सर था। उसको ऐसा मालूम होता था जैसे अल्सर से घुँआ उठकर सीधा सिर के ऊपर चढ़ रहा है और बहुत तेज सिरदर्द होता, दर्द आहिस्ता-आहिस्ता ऊपर चढ़ता और सिर से होता हुआ पीठ की तरफ चला जाता। यह तकलीफ़ 15 साल पहले से शुरू हुई और आज तक इसका इलाज जारी है। कुछ साल पहले उसको (Urticaria) की तकलीफ़ हुई थी। उसके लिए सात टीके लगे। एक साल तो आराम रहा फिर वही तकलीफ़ उभर आयी।

उसको तीन दवाइयों का मिश्रण बना दिया —

(1) **ह्वाइट चेस्ट नट** — वही तकलीफ़ बार-बार आनी।

(2) **चैरी प्लम** — असहनीय सिरदर्द।

(3) **क्रैब एपल** — शरीर के अन्दर धुआँ चढ़ने का झूठा भ्रम।

ये मिश्रण तीन बार प्रतिदिन देने से एक महीने बाद वह ठीक हो गई।

38. चिराग (8.2.92) तीन साल का था जब उसको अस्थमा की शिकायत हुई। बचपन में उसको कई बार निमोनिया हुआ। उसका वज़न पिछले 6 माह से 13 कि० ग्रा० पर टिका हुआ था। गर्भ के समय उसकी माता के मन में बहुत तनाव था। कई बार उसकी माता को उल्टी के साथ खून आया। तब वह अपने मायके रहती थी। अपने शराबी पती को छोड़ आयी थी। क्योंकि हर समय उसको शराब के लिए पैसे देने इसके बस में नहीं था। साँस की तकलीफ़ हमेशा उसे जुकाम से शुरू होती थी। पहले जुकाम लगता फिर खाँसी और उसके बाद अस्थमा।

8.2.92 — एक खुराक **ट्यूबरकुलीन (Tubereulin-1M)** की दी और ह्वाइट चेस्ट नट तीन बार रोज़ लेने के लिए दी।

17.2.92 — खाँसी बन्द हो गई सिर्फ जुकाम रह गया पहले

से काफी आराम महसूस करता था। अंग्रेजी दवाई जो अस्थमा के लिए ले रहा था वह बन्द कर दी। **ह्वाइट चेस्ट नट** दवाई लगातार लेता रहा।

14.4.92 — अस्थमा की तकलीफ़ फिर शुरू हो गई क्योंकि 18.2.92 से उसने अपने आप अंग्रेजी दवाई बन्द कर दी थी। अब उसको फिर अंग्रेजी दवाई की सहायता लेनी पड़ी।

नये मिश्रण में **ह्वाइट चेस्ट नट + वालनट** रोज़ तीन बार लेने के लिए बना दिया और अंग्रेजी दवाई को एक महीने में धीरे-धीरे छुड़वाया। ये इलाज 6 माह तक लगातार चला।

27.10.92 — बच्चा बिलकुल ठीक-ठाक स्कूल में भर्ती हो गया।

39. डिसूजा की घरेलू जिन्दगी नर्क समान थी। घर में सब सुख के सामान होते हुए भी सुख नहीं था। पत्नी को ये शिकायत थी कि उसके पति का स्वभाव बहुत गर्म था और उसकी सहनशक्ति तो नाममात्र भी न थी। इसीलिए वह दिन-रात आपस में झगड़ते रहते थे। पति यह मानता था कि उसको गुस्सा बहुत आता है। लेकिन पति के अनुसार उसकी पत्नी स्वभाविक तौर पर इतनी शक्की मिजाज है, कि हर समय पति के चाल-चलन पर शक करती है और वह ये नाजायज शक बर्दाश्त नहीं कर सकता। इसके साथ ही वह ये समझती है कि सारी दुनियाँ का बैर उससे है, कोई भी उसे खुश नहीं देखना चाहता। वह प्रत्येक गलती के लिए किसी दूसरे को ही दोषी ठहराती है। अपनी गलती कभी नहीं मानती।

बेकावू क्रोध के लिए पति को **चैरी प्लम** दवाई प्रतिदिन तीन बार के लिए बना दी और पत्नी के लिए **होल्ली**

(Holly) + **विलो** (**Willow**) का मिश्रण बना दिया। दोनों के स्वभाव बदलने में तीन महीने लगे और इसके बाद डिसूजा परिवार में सुख चैन हो गया।

40. अजीत सिंह बहुत दुखी था। इन्कमटैक्स वालों ने उसकी नाक में दम कर रखा था। पिछले दस साल का हिसाब खोल बैठे थे, पुराने खाते और उनके अनुसार प्रश्नों ने उसका जीना हराम कर दिया था। इस कभी न समाप्त होने वाली पूछताछ को समाप्त करने के लिए जो रिश्वत वो मांगते थे वो रकम देना उसके बस में नहीं थी। उसे विश्वास हो चुका था कि वह कभी भी इन्कमटैक्स आफिसर को राजी नहीं कर सकेगा। वह अपना आत्मविश्वास खो बैठा था और बिलकुल मायूस हो चुका था।

गार्स (Gourse) पूर्ण निराशा के लिए और **लार्च** (**Larch**) अपने आत्मविश्वास को वापस लाने के लिए। इन दो दवाइयों का मिश्रण तीन बार प्रतिदिन लेने से एक हफ्ते के बाद अजीत सिंह की काया पलट गई और वह इन्कमटैक्स आफिसर के सामने सही ढंग से सबाल-जवाब कर सका। रिश्वत की रकम में काफी कमी हो गई और केस उसी समय समाप्त हो गया।

41. एक दिन सुबह-सुबह श्रीमती मित्तल कहने लगी कि मैं बाहर जाना चाहती हूँ। डॉ० मित्तल ने पूछा कि कहाँ तो वह बोली कि कहीं भी बस मैं यहाँ से निकलना चाहती हूँ। मित्तल साहब ने बड़ी तसल्ली से कहा कि अभी तैयार होकर चलते हैं। ये कह कर एक खुराक **विलो (Willow)** की उसके मुँह में डाल दी। जब 15 मिनट के बाद डॉ० मित्तल वापस आये तो श्रीमती जी घर के काम में लगी हुई थी।

जब किसी को कोई चीज भी अच्छी न लगे और बिना वजह घर से जाने का विचार आये तो इस स्थिति में **विलो (Willow)** दवाई उसकी मानसिक हालत को दुरुस्त करती है।

42. तेज-बहादुर कहने लगा कि उसके कन्धे में दर्द है और ये धीरे-धीरे बढ़ रहा है। जब ये अधिक हो जायेगा तो उसको बुखार आ जायेगा। उसकी बात से ये प्रकट हुआ कि उसका दर्द तो अधिक नहीं है, उसकी चिन्ता बुखार की है जो दर्द बढ़ जाने से हो सकता है। तीन खुराक **मिमुलस** देने से उसका डर समाप्त हो गया, न दर्द बढ़ा, न बुखार हुआ।

43. जब हमारे घर का नौकर रामू छत से गिरकर मर गया तो हरप्रीत ने ये सारा दृश्य देखा था। वह कोई काम नहीं कर सकता था। रामू का फटा हुआ सिर और उसके साथ फैला हुआ खून हर समय मेरी आंखों के सामने रहता है। मैं क्या करूँ।

तीन खुराक **व्हाइट चेस्ट नट** लेने के बाद हरप्रीत की मानसिक अवस्था ठीक हो गई।

मगर जब ये हादसा हुआ, तो कुलविन्दर घर पर नहीं थी। जब तक वो वापस आयी तो रामू की मौत का काण्ड समाप्त हो चुका था। उसकी लाश पुलिस उठा कर ले जा चुकी थी और खून के निशान फर्श से धोये जा चुके थे। फर्श अभी गीला था। अचानक इस घटना की खबर सुनने से वो बहुत घबरा गई। रंग पीला पड़ गया। सारे शरीर पर मुँह माथे पर पसीना आ गया हाथ पाँव ठण्डे हो गये। बड़ी घबराहट में बहुत धीमी आवाज से ये पूछा कि ये कैसे हुआ। इस मानसिक धक्के से छुटकारा देने के लिए उसे तीन खुराक **रेस्क्यू (Rescue)** की दी। 15 मिनट में उसके चेहरे का रंग वापस आ गया।

44. पुरषोत्तम 36 वर्ष की उम्र में ही बड़ी कमजोर तबियत का मालिक था। तुरन्त हतास हो जाता। दुकान के काउन्टर पर बैठा हुआ वह ग्राहकों से पैसे बसूल करता और गोलक में ताला लगा देता। थोड़ी देर बाद फिर गोलक की जांच करता कि ताला तो ठीक लगा है। शाम को दुकान बन्द करने के समय

बड़ी तसल्ली से रोकड़ गिनता। गोलक में रकम डालकर ताला मार देता बाहर जाने के लिए चलता और फिर देखता कि ताला ठीक लगा है कि नहीं। कभी-कभी तो दुकान बन्द करने के बाद कार में पहुँचने से पहले वापस आ जाता फिर दुकान खोलकर गोलक का ताला चेक करता फिर दुकान बन्द करके कार में बैठता। उसकी अपनी कार थी और कार चलाने का लाइसेन्स भी था। लेकिन कभी भी वह अपनी कार नहीं चलाता। उसे अपने आप पर विश्वास ही नहीं था कि अपनी कार चला सकेंगे। जब ये अपने शारीरिक रोग बताने के लिए हमारे पास आया तो कहने लगा कि मेरा हाजमा बहुत कमजोर है। सादा भोजन भी नहीं पचा सकता। एसिडिटी और गैस के कारण सो नहीं सकता। अंग्रेजी दवाइयाँ और देशी चूर्ण खाकर तंग आ चुका है। उसको दो दवाइयाँ — **(1) मिमुलस** (डर), **(2) लार्च** (अविश्वास) का मिश्रण एक हफ्ते के लिए दिया। आराम आने पर यही मिश्रण तीन हफ्ते के लिए बढ़ा दिया और उसके सारे रोग समाप्त हो गये।

45. दीपिका (38 वर्ष) की छाती में एक गिल्टी बन गई जिसे दबाने से दर्द होता था। उसके डॉक्टर ने वहम डाल दिया कि गिल्टी को निकालने से पहले उसमें से कुछ खून लेकर जाँच करवाई जायेगी कि उसमें कैंसर के अंश तो नहीं हैं।

दीपिका बहुत घबराई हुई हमारे पास आई। उसकी पडोसिन ने उसे बाताया था कि ये छाती की गिल्टियाँ होम्योपैथी से बिना आपरेशन से समाप्त हो सकती है। उसकी बात से ऐसा महसूस हुआ कि हर समय उसका दिमाग इन गिल्टियों की तरफ रहता था। हर समय उसको कैंसर का डर और वह उन गिल्टियों से पीछा छुड़ाना चाहती थी। इसके लिए — **क्रैब एपल, व्हाइट चेस्ट नट, मिमुलस** का मिश्रण तीन बार रोज लेने से एक महीने के बाद उसकी ये गिल्टी समाप्त हो गई।

46. जब मैं शाम को काम से वापस आया तो जसदीप सिंह बहुत जोर से रो रहा था। उसकी माता उसे सोया हुआ छोड़कर पड़ोस में गई थी। एक बच्चा उसकी माँ को बुलाने के लिए जा चुका था। चन्द गोलियाँ **रेसक्यू** दवाई की उसके मुँह में डाल दी। तो बच्चा तुरन्त चुप हो गया जब उसकी माँ वापस लौटी तो बच्चा खेल रहा था।

47. मोहम्मद शाहिद जब फैक्ट्री आया तो कहने लगा कि उसके पेट में दर्द है। खाने में उसने कोई बद परहेजी न की थी। भारी वज़न उठाने की वजह से उसे ये दर्द शुरू हुआ और तब से ही उसको संग्रहणी की शिकायत हो गई।

रकसटाकस (Rhustox - 1M) देने से उसका दर्द और दस्त दोनों समाप्त हो गये। दूसरे दिन जब उसे फिर पतला दस्त आया तो उसे डर लगा कि फिर कहीं उसे संग्रहणी की शिकायत तो नहीं हो गई। उस डर के कारण उसने खाना पीना बन्द कर दिया। तीन दवाइयों का मिश्रण – **ह्वाइट चेस्ट नट, मिमुलस, क्रैब एपल** की तीन खुराक रोज लेने से दो दिन बाद वह ठीक हुआ।

48. प्रशान्त 8 साल का हो चुका था। लेकिन अभी तक अंगूठा चूसने की आदत न छोड़ सका। उसकी माता ने उसके अँगूठे पर मिर्ची भी लगाई परन्तु इससे भी कोई लाभ न हुआ आया। पुरानी आदत को छुड़ाने के लिए **ह्वाइट चेस्ट नट + वालनट** का मिश्रण 6 महीने लगातार देने से अंगूठा चूसने की आदत छुड़ाने में सफल हुए।

49. समीर 36 वर्ष का था। उसको साँस की तकलीफ़ थी। जैसे ही शाम होती उसकी तकलीफ़ बढ़ जाती। रात 1 बजे साँस रुक जाता और वह नींद से जाग जाता। उसी समय उसे छींके आने लगती और जुकाम शुरू हो जाता। ये तकलीफ़ उसे पिछले 15

वर्ष से लगातार थी। गर्मी के मौसम में उसकी चमड़ी पर कुछ काले निशान पड़ जाते जो सर्दी के मौसम में अपने आप हट जाते। उसकी माता बहन और मामा को भी अस्थमा की शिकायत थी। उसको शक हो गया कि वह कभी भी इस खानदानी बीमारी से छुटकारा पा सकेगा।

19.2.93 — दो खुराक **आर्सेनिक-30** की दी। क्योंकि तकलीफ़ रात एक बजे शुरू होती थी।

20.2.93 — रात मे काफी आराम रहा तो तीन दवाइयाँ —
(1) जैन्सियन — (ठीक होने में शक),
(2) वाल नट — (पुरानी खानदानी बीमारी),
(3) हवाइट चेस्ट नट — (बीमारी का बार-बार आना) का मिश्रण प्रतिदिन तीन बार लेने के लिए दी।

3.3.93 — को 75% आराम महसूस हुआ। सिर्फ एक बार अस्थमा का दौरा पड़ा। अब उसे विश्वास हो गया कि वह इस बीमारी से छुटकारा पा जायेगा।

अगले मिश्रण में **जैन्सियन** दवाई हटा दी, वाकी दो दवाइयों का मिश्रण जारी रखा।

2.4.93 — हालत में लगतार सुधार। वही दवाई जारी रखी। समीर का तबादला हो गया और उसके बाद मुलाकात नहीं हुई।

50. 4.11.93 श्री मती रेशमी कपूर, 26 वर्ष की शिकायत थी कि पिछले कुछ दिनों से बिना किसी कारण के उसके स्वभाव में फर्क पड़ रहा था। उसके स्वभाव में बड़ी गर्मी आ गई। मामूली बात पर भी क्रोध आ जाता है। पहले उसका स्वभाव मीठा और सहनशील था। ये तकलीफ़ उसको पहले भी एक बार हुई

जब वह कंवारी थी। शादी के बाद ये तकलीफ पहली बार हुई। उसको तीन दवाइयाँ – **हार्न बीन, व्हाइट चेस्ट नट, इम्पेसेन्स** का मिश्रण तीन बार प्रतिदिन देने से एक हफ्ते के बाद वह बिलकुल तन्दुरूस्त हो गई।

51. शेहर खन्ना तीन वर्ष को खाँसी, सीना रूका हुआ, टट्टियाँ और उल्टियाँ हो रही थी। **आर्सेनिक-30** एक खुराक देने से उसकी उल्टियाँ और दस्त तो रूक गये। मानसिक तौर पर उसका स्वभाव बहुत तेज था। तुरन्त गुस्सा आ जाता और रूक जाता। अपनी माँ के साथ बहुत लगाव था। एक क्षण भी न बिछड़ता अपने पिता से बहुत डरता था। उसको तीन दवाइयों का मिश्रण – **इम्पेसेन्स, चिकोरी, मिमुलस** तीन बार प्रतिदिन दो महीने के लिए देना पड़ा।

52. 16.3.93 श्रीमती रधुराज अरोड़ा ने आज सुबह अपने छोटे बच्चे को बहुत जोर से थप्पड़ मारा क्योंकि वह शोर मचा रहा था। जब भी उसको क्रोध आता तो वह मानो पागल हो जाती जो भी हाथ में आता दे मारती। दिल में बहुत पेरशान थी कि उसने इतने छोटे बच्चे को क्यों मारा। मगर उसका अपने आप पर काबू नहीं था। अब तो उसे यकीन हो गया कि वह कभी भी अपने गुस्से पर काबू नहीं पा सकेगी। शारीरिक तौर पर उसे चक्कर आते और टांगों पर चीटियाँ चलने की चेतना होती। उसको इन तीन दवाइयों का मिश्रण दिया गया – **(1) गार्स (Gorse)** – नाउम्मीद, **(2) चैरी प्लम (Charry Plum)** – बेकाबू क्रोध, **(3) क्रैब एपल (Crab Apple)** – चिटियाँ चलने की भूठी चेतना। एक सप्ताह बाद वह ठीक हो गई।

53. डाक्टर मित्तल को अपने छोटे भाई का फोन आया कि पिछले चन्द दिनों से वो कोई ठोस आहार नहीं ले रहा। खाने वाली ठोस चीज से घृणा तरल पदार्थ जैसे चाय, दूध, काफी, शर्बत, सब कुछ बिना भिझक के ले रहा है। मगर ठोस चीज कोई भी अच्छी नहीं लगती

कारण कोई नहीं था। तीन खुराक **विलो (Willow)** खाने के बाद वह पहले की तरह ठोस आहार लेने लगा।

54. गुरप्रीत कौर 19 वर्ष की पीठ में बहुत दर्द और कमजोरी थी। असल में जब से उसका तीन माह का गर्भ गिर गया वह अपने आप को संभाल न सकी। पहले एक खुराक **पायरोजन-1M** दी गई ताकि गर्भ गिर जाने के बाद के बुरे असर न रहें। उसको कभी-कभी सिरदर्द का दौरा पड़ जाता था। चेहरे पर छाइयाँ थी। बी. ए. की परीक्षा पास आ रही थी। उसके लिए भी उसे दवाई चाहिए थी। पुराने खानदानी सिरदर्द के लिए **ह्वाइट चेस्ट नट + वाल नट + चैरी प्लम** और छाइयों के लिए **क्रैव एपल** इन चार दवाइयों का मिश्रण बना दिया। परीक्षा के लिए — **मिमुलस** (डर) + **एस्क्लेरेन्थस** (याददास्त के लिए) दो दवाइयों का मिश्रण बना दिया।

55. रघुनाथ कहने लगा कि मेरी दाहिनी आँख हर वक्त फड़कती रहती है। ये तकलीफ़ पिछले तीन दिन से है। मैं किसी सभा, सोसाइटी में जाने से झेंपता हूँ। खासकर जहाँ जवान लड़कियाँ मौजूद हों। तीन खुराक **ह्वाइट चेस्ट नट** देने से उसकी आँख फड़कनी बन्द हो गई।

56. संजय किसी पुरानी बीमारी के कारण चारपाई पर लेटा हुआ था। उसने फोन पर बताया कि पिछले दिन नाश्ता करने के बाद उसे सूखे डकार आने शुरू हुए और वह कई घण्टे जारी रहे। अब मेरे मन में एक डर बैठ गया। कि ये डकार किसी वक्त भी शुरू हो सकते हैं। तो अगर ऐसा हुआ तो मैं क्या करूँगा। इसके लिए उसे तीन दवाइयाँ — **ह्वाइट चेस्ट नट, मिमुलस, क्रैब एपल** का मिश्रण बना कर एक-एक घंटे बाद लेने को कहा जब तक डकार बन्द न हो। तीन खुराकों के बाद और दवाई की जरूरत न रही।

57. मोनू कक्षा 8 का विद्यार्थी था। आज उसका चेहरा बहुत उदास था। उसकी माँ ने बताया। कि मोनू के पिता को उसके टीचर ने शिकायत की है कि मोनू डिक्टेशन में बार-बार वही गलती करता है। उसके पिता ने क्रोध में आकार मोनू को बहुत पीटा। उसके शरीर पर अभी तक बेतों के निशान मौजूद थे। **चेस्ट नट बड़** तीन बार प्रतिदिन लेने के बाद एक हफ्ते में मोनू ने ध्यान से पढ़ना शुरू कर दिया और डिक्टेशन में बार-बार गलती करने की कहानी समाप्त हो गई।

58. मिसेज कुलकर्णी 30 वर्ष बहुत उदास थी। उसकी एक बेटी 5 वर्ष की थी और अब 5 महीने का गर्भ पल रहा था। पैसे की कमी न ससुराल में थी, न मायके में फिर भी वह खुश न थी। सुबह से लेकर शाम तक घर के काम में लगी रहती तो कोई समय शुगल के लिए न बचता। वह यह समझती थी कि ससुराल में उसकी कोई कदर नहीं हुई और धीरे-धीरे वह अपनी जिन्दगी का चाव गवां रही थी। पुराने विचार उसको बार-बार परेशान करते। सिर भारी हो जाता। माइग्रेन की शिकायत शुरू हो गई कुछ दिन पहले उसने अपनी सास को ये कहते सुना कि मुझे तो अब पोते की जरूरत है। अब उसे ये और डर पैदा हो गया कि अगर दुबारा लड़की हो गई तो उसका क्या होगा। उसकी मानसिक स्थिति के लिए ये तीन दवाइयाँ खोजी – **(1) मिमुलस** – डर के लिए, **(2) ह्वाइट चेस्ट नट** – वही विचार बार-बार आना, **(3) वाइल्ड रोज** – जिन्दगी का चाव न रहा। इन दवाइयों का मिश्रण तीन बार प्रतिदिन लेने से उसके स्वभाव में बड़ा परिवर्तन आ गया। उसके सोचने का ढंग बदल गया और वो सुखी हो गई।

59. मीनू स्कूल में टीचर थीं। चार हजार वेतन में कट कटाके उसको 1600रु० माहबार मिलते थे। उसके पति की अपनी ज़मीन और एक फैक्ट्री भी थी। वह अपनी आमदनी का बहुत-सा हिस्सा

खुले दिल से अपनी बहनों में बाँट देता था। परन्तु अपने घर के खर्चे के लिए कुछ नहीं रखता था। मीनू बहुत दुखी थी उसको अपनी नन्द से बहुत घृणा थी। क्योंकि वो बहुत मतलबी थी। मीनू ने रोते हुए ये अपनी राम कहानी मुझे सुनाई और ये भी बताया कि उसको पुरानी कब्ज़ और माइग्रेन की तकलीफ थी। उसको दो दवाइयाँ — **(1) होल्ली (Holly)** — घृणा के लिए, **(2) चैरी प्लम** का मिश्रण बना दिया। जब दूसरे दिन वो मिली तो उसमें काफी फर्क पड़ चुका था। एक हफ्ते बाद उसने अपने आप को ठीक महसूस किया। मन की ग्लानि हट गई, कब्ज़ और माइग्रेन में भी आराम आ गया। मगर यही इलाज एक महीने जारी रखा।

60. सिकन्दर बख्त मैक्लेगन इजीनियरिंग कॉलेज मुगलपुरा में मेरा सहपाठी था। वो मुझे 40 साल बाद देहली में मिला। उसको देखकर मैं हैरान हो गया। वह आदमी जो कभी हर समय हंसता खेलता रहता था। हमेशा खुश रहता और लोगों को खुश रखता था। जिसे हर समय कोई न कोई शरारत सूझती रहती थी। आज वह कैसे इतना मायूस हो गया। जैसे उसके बेटे ने बताया कि उसके डैड़ी पहले बहुत अच्छे स्वभाव के थे। हमेशा खुश रहते थे। लेकिन अब तो वह कभी भी खुश नहीं रहते शिवाय गिले-शिकवे के उनके पास कुछ है ही नहीं कभी एक को कभी दूसरे को दोषी ठहराते हैं। अपना कसूर कभी मानते ही नहीं।

विलो (Willow) दवाई तीन बार प्रतिदिन लेने के लिए 15 दिन की बना दी। एक हफ्ते बाद पता लगा कि काफी आराम है। इसके बाद मुझसे मुलाकात नहीं हुई।

61. मिसेज एस० पी० सिंह की शिकायत थी कि उसका सिर हर समय भारी रहता है। मन भी उखड़ा रहता है कुछ नहीं सूझता

कि क्या करें। दो दवाइयाँ — **(1) क्रैब एपल** — सिर भारी रहना, **(2) स्क्लेरेन्थस** — मन उखड़ा रहना का मिश्रण तीन बार प्रतिदिन देने से चार दिन के बाद वह ठीक हो गई।

62. श्याम सुन्दर चारपाई पर पड़ा मौत की घड़ियाँ गिन रहा था। उसकी आँतों में कैंसर की जाँच हो चुकी थी। ठोस भोजन खाने से उल्टियाँ और सूखे डकार शुरू हो जाते थे। इस लिए वह ठोस भोजन खाने से डरता था। जो थोड़ा बहुत आराम उसको आयुर्वेदिक दवाई से मिला उसमें ठोस भोजन खाना आवश्यक था। मिमुलस दवाई तीन बार प्रतिदिन देने से दो दिन के बाद उसने ठोस भोजन खाना शुरू कर दिया।

63. कुविन्दर कौर गीले फर्श पर फिसल गई। उसका पाँव मुड़ गया और सूजन आ गई तथा उसमें बहुत दर्द हुआ। एक्स-रे से पता लगा कि हड्डी में तरेड आ गई है। पाँव में प्लास्टर चढ़ गया। हड्डी को जल्दी जोड़ने के लिए सिनफाइटम **(Synphytum - 200)** और **कैल्केरिया फास (Calc-Phos 200)** दी। दो दिनों के बाद दर्द तो बन्द हो गया। लेकिन सूजन कायम रही। कुलविन्दर कहने लगी ये सूजन कब जाऐगी और मैं कब ठीक हो जाऊँगी। दो दवाइयाँ — **(1) क्रैब एपल** — सूजन हटाने की इच्छा, **(2) इम्पेसेन्स** — जल्दी ठीक होने की इच्छा का मिश्रण प्रतिदिन तीन बार दिया। सूजन तो दूसरे दिन ही हट गई और जब प्लास्टर हटाया गया तो उसको दुबारा लगाने की आवश्यकता न रही।

64. श्री कुलदीप जैन का फोन आया कि वह एक जर्मन महिला को मेरे पास भेज रहा है। उसको कुछ मानसिक तनाव है।

श्रीमती क्रिस्टीन वोवेक्स हिन्दुस्तानी दस्तकारी में शौक रखती थी। वह 6 मास भारत में 6 माह जर्मनी में व्यतीत करती थी। वह कहने लगी कि कभी-कभी वो अपने आप में इतना

बुरा महसूस करती थी कि उसको कुछ भी अच्छा नहीं लगता था। न कोई काम, न कोई आदमी, न उसे अपना आप उस वक्त वह सब कुछ छोड़कर चले जाना चाहती थी। कभी वो ये सोचती कि इस जिन्दगी का क्या अर्थ है और उस समय उसको सब पुरानी यादें आकर घेर लेती थीं और उसका चैन छीन लेती थी।

दो दवाइयाँ — **विलो (Willow)** और **ह्वाइट चेस्ट नट** तीन बार प्रतिदिन लेने के लिए बना दी। एक हफ्ते के बाद उसका फोन आया धन्यवाद करते हुए उसने ये कहा कि उसको 75% फायदा है और वही दवाई वह जारी रख रही है। इसके बाद वह पहाड़ पर चली गई और मेरी मुलाकात न हो सकी।

65. जब राम बहादुर को होम्योपैथिक दवाई तीन बार रोज लेने के लिए कहा और ये निर्देश दिया कि दवाई मुँह में डालने से पहले मुँह को साफ कर लेना चाहिए। पान, बीड़ी, तम्बाकू, मुँह में नहीं होनी चाहिए। तो उसको बहुत हैरानी हुई क्योंकि वो तो हर समय मुँह में पान चलाता रहता था। बहुत प्रयत्न करने के बाद भी वह इस गन्दी आदत से छुटकारा न पा सका। उसको दो दवाइयों का मिश्रण — **चैरी प्लम, वालनट** दिया। ये मिश्रण 6 माह तक जारी रखा तब उसको इस आदत से छुटकारा मिला।

66. रवी उम्र 14 वर्ष कहने लगा कि उसके सीने व सिर में दर्द है। वह बहुत जल्दी-जल्दी बोल रहा था जो उसके आम स्वभाव के विरूद्ध है। डॉ० मित्तल ने बड़े प्यार से पूछा, कि रवी तेरे स्वभाव में ये कालापन क्यों जब तुम्हें मुँह मांगी चीज हर समय मिल सकती है। "नहीं अंकल, मुझे स्कूटर चलाने से भी रोक दिया जबकि मेरा भाई दिन-रात कार चलाया करता है। मैं इस नाइंसाफी को नहीं सहन कर सकता, मुझे घर वालों से बहुत घृणा है और मैं दिन-रात इस अग्नि में जल रहा हूँ।"

हर वकत घृणा की अग्नि में जलने के लिए उसको **होल्ली (Holly)** और **ह्वाइट चेस्ट नट** का मिश्रण दिया गया। दो दिन के बाद वह ठीक हो गया और उसे कोई गिला-शिकवा न रहा।

67. शोहराब सिंह उम्र 5 वर्ष को साँस की तकलीफ़ थी। जब वह हमारे पास आया तो हमने उसके मुसकराते हुए खुबसूरत चेहरे के नीचे उसकी शारीरिक पीड़ा-उखड़ा हुआ सांसभाँप ली। ये मालूम हुआ कि अस्थमा उनकी खानदानी बीमारी है। मुस्कराते चेहरे के नीचे छुपी खानदानी बीमारी को दूर करने के लिए तीन दवाइयों का मिश्रण बना दिया — **(1) एग्रीमनी (Agrimony), (2) वालनट (Walnut), (3) ह्वाइट चेस्ट नट (White Chest Nut)** ये मिश्रण तीन बार प्रतिदिन देने से उसकी तकलीफ़ काबू में है। ये ईलाज पिछ्ले 1½ साल से चल रहा है।

68. रामदास कहने लगा कि जब भी उसकी बीबी बाजार में जाती है तो उसको ये पता नहीं लगता कि कब वापस लौटना है। वह जितनी रकम भी लेकर जाये कम पड़ जाती है और वापसी पर दुकानदार का उधार का विल साथ लाती है। **चैरी प्लम** तीन खुराक प्रतिदिन तीन बार देने से उसको अपने आप पर आर्थिक नियन्त्रण रखना आ गया।

69. रामभुज पिछला सारा हफ्ता शाम को छुट्टी के बाद दो घन्टे प्रतिदिन ओवर टाइम करता रहा। बुधबार को छुट्टी वाले दिन भी उसे काम करने के लिए बुलाया तो वह बहुत घबराया हुआ था। ऐसे महसूस होता था कि उसकी जान ही नहीं है। थककर चूर हो चुका था उसे तीन खुराक आलिव की दी। पहली खुराक लेने के बाद ही उसका रंग बदल गया और काम में लग गया।

70. मोना के शरीर पर बहुत बारीक दाने निकल आये। न कोई खुजली थी न दर्द और न ही वो दिखाई देते थे। परन्तु मोना को ये डर था कि अगर ये दाने चेहरे पर चले गये तो उसकी शक्ल बिगड़ जायेगी। वह बहुत कमजोरी महसूस करती थी जल्दी थक जाती थी। तीन दवाइयाँ – **क्रैब एपल, मिमुलस, आलिव** दिन में तीन बार लेने से उसकी चमड़ी भी साफ हो गई और मन से डर भी चला गया। इसके बाद सिर्फ आलिव दवाई एक हफ्ते तक जारी रखी।

71. नीरू को पिछले कई सालों से माइग्रेन की तकलीफ़ थी। पहले जी मिचलाता फिर दाहिनी तरफ के आधे सिर में इतना दर्द होता कि वह किसी दवाई से न घटता सिर्फ उल्टी करने पर या नींद आ जाने से आराम हो जाता। तीन दवाइयों का मिश्रण – **ह्वाइट चेस्ट नट, वालनट, चैरी प्लम** प्रतिदिन तीन बार लेने से एक हफ्ते में ही उसे आराम आ गया। यही नुस्खा तीन महीने जारी रखा। इसके बाद दो बार प्रतिदिन कर दी। 6 महीने के इलाज के बाद पता लगा कि पिछले पूरे महीने में उसे कभी सिरदर्द नहीं हुआ। यही दवाई एक बार प्रतिदिन एक महीने के लिए जारी रखी।

72. सुरेन्द्र चड्ढा की टाँग में बहुत पुरानी खारिश थी। जिसके ऊपर वह अंग्रेजी दवाई लगाता था, जिससे क्षणिक आराम आ जाता था। पिछले कई दिनों से उसे **बैटनोवेट** दवाई लगाने से भी आराम नहीं आ रहा था। होम्योपैथिक की भी कई दवाइयाँ जैसे **सल्फर, एलुमिना, ग्रेफांइटस** और **पेट्रोलियम** दी मगर कोई आराम न आया। बैच फलावर रैमेडीज़ **ह्वाइट चेस्ट नट** + **वालवट** का मिश्रण देने से उसे आराम आना शुरू हुआ और यही दवाई जारी रखी।

73. श्रीमती बहल के दाहिने कन्धे में बहुत पुराना दर्द था और हमारे ईलाज से पिछले एक हफ्ते से उसको आहिस्ता-आहिस्ता आराम

आ रहा था। एक दिन वह कहने लगी कि मेरा पुराना दर्द वापस आ गया और सारी रात मैं सो न सकी। जब पूछा कि दर्द की वजह से नहीं सो सकी। तो उसने जबाव दिया कि नहीं। वजह पति पंजाब गया हुआ है वह दो दिन के लिए गये थे और आज पांच दिन हो गये। न खुद आए और न ही संदेश, फिकर से मैं तो पागल हो गई और ये दर्द फिर वापस आ गया।

जैंन्सियन और **रेड चेस्ट नट** की तीन खुराकें एक ही दिन दी। तो शाम तक दर्द भी हट गया और बहल साहब भी वापस आ गये और दवाई की जरूरत न रही।

74. हरजीत सिंह उम्र 40 वर्ष के पेट में गैस भर जाती, वह ऐसे महसूस करता कि गैस पेट में चिपक गई हो, और किसी तरह मलद्वार से निकलती नहीं, हर वक्त गैस का ख्याल रहता और किसी तरह इससे छुटकारा पाने की इच्छा मन में रहती। **चाइना-30** की तीन खुराक देने से गैस की तकलीफ़ में आराम हुआ और **ह्वाइट चेस्ट नट + क्रैब एपल** का मिश्रण देने से उसको पूरा आराम आ गया।

75. मनीष शर्मा 7 वर्ष का हो चुका था मगर अभी तक उसके दूध वाले दांत कायम थे। उसको पुराना सिरदर्द था जो पिछले तीन महीने से लगातार बढ़ रहा था। अजमेर में उसने बहुत इलाज करवाया। मगर कोई आराम न हुआ। दर्द धीरे-धीरे घटता जाता है। जब तक उल्टी न आती तब तक सिरदर्द न जाता। तीन साल पहले उसका सिर एक दीवार से टकराया और वह बेहोश हो गया। सिरदर्द उसके बाद से ही शुरू हुआ। सिर की चोट के कारण सिरदर्द शुरू हुआ इसलिए उसको पहले एक खुराक **नैट्रम सल्फ-1M** की दी। मनीष शर्मा का स्वभाव बहुत गर्म था। क्रोध आने पर वो पागल हो जाता था। उसको ठीक करने के लिए तीन दवाइयों का मिश्रण दिया। **(1) ह्वाइट चेस्ट नट —** बार-

बार सिरदर्द, **(2) वालनट** — पुरानी बीमारी और अभी तक दूध के दाँत नहीं हटे, **(3) चैरी प्लम** — वेकाबू क्रोध ये मिश्रण आठ हफ्ते देना पड़ा।

76. सुल्तान सिंह 1½ वर्ष को दांत निकलने से कठिनाई हो रही थी। **कैल्केरिया फास** दी जा रही थी। फिर भी कुछ न कुछ तकलीफ़ रहती। **वालनट** तीन बार रोज़ देने से एक महीने में दांत आराम से निकल आये।

77. कु० इन्दू भारद्वाज जब पहले दिन कॉलेज गई तो उसके साथ जो बदसलूकी (Ragging) हुई उसने उसका स्वभाव ही बदल दिया। उदासी हर बात का ऋण पक्ष सोचना, सारी दुनियाँ के साथ रोष, किसी सभा, सोसाइटी में जाने से कतराना, अकेले रहना पसन्द करना, वह अच्छी पढ़ी लिखी लड़की है। एक फर्म में काम करती है। परन्तु उस काम से खुश नहीं। चाहे वो अपनी जिन्दगी के फैसले खुद ही करती हो। परन्तु अपनी पसन्द का काम ढूंठने में वह असफल रही। कॉलेज की रैंगिग अभी तक नहीं भूली थी। आज भी उसको पुराने ख्याल अभी तक नहीं भूले थे।

3.8.93 — **(1) ह्वाइट चेस्ट वट** — पुरानी यादें बार-बार आयी, **(2) वाइल्ड ओट** — ठीक काम न मिलना, **(3) जैन्सियन** — उदासी का मिश्रण 15 दिन के लिए दिया।

17.8.93 — नौकरी छूट गई और उसके आत्मविश्वास को चोट पहुँची। **(1) जैंन्सियन, (2) लार्च** का मिश्रण एक हफ्ते के लिए दिया।

28.8.93 — काफी आराम हुआ आत्म विश्वास वापस आ गया **ह्वाइट चेस्ट नट** + **जैन्सियन** सात दिन के लिए।

4.10.93 — कुछ आराम हुआ मगर पिछले 15 दिन से उसने दवाई लेनी बन्द कर दी और अपने घर के कामों में व्यस्त हो गई। पर अपने काम में खुश नहीं थी। पुरानी यादें पुरानी गल्तियों पर अफसोस करने से उदासी शुरू हो गई।

ह्वाइट चेस्ट नट + जैंन्सियन + हनी सकल तीन बार रोज लगातार लेने के लिए कहा।

15.10.93 — बड़ी खुश और तसल्ली से कहने लगी कि मैं अगले I.A.S. की परीक्षा की तैयारी कर रही हूँ।

78. बलजीत कौर 29 वर्ष के पेट में गैस का अफारा हो जाता, जब भी कोई वस्तु खाती उसकी गैस बनती और भी कई तकलीफ़ें थी। जैसे सफेद पानी आता था। शरीर पर खारिश थी। बाल गिरने, पाचन शकित कमजोर इत्यादि। हर समय उदास रहती, दिमाग में उल्टे विचार आते रहते कभी चैन न मिलता, पति का स्वभाव बहुत गर्म था और ये सारी तकलीफ़ें बहुत पुरानी थी। इलाज तो बहुत करवाया मगर फायदा नहीं हुआ।

7.9.93 — **चैलीडोनियम-30 (Chelidonium-30)** की एक खुराक रोज एक हफ्ते के लिए पाचन शकित ठीक करने के लिए दी।

(1) **जैन्सियन + मिमुलस** — तीन बार प्रतिदिन

(2) **ह्वाइट चेस्ट नट + वालनट + क्रैब एपल** — तीन बार प्रतिदिन

(i) **इन्पेसेन्स + क्रैव एपल** का मिश्रण तीन बार प्रतिदिन

(ii) **मिमुलस + ह्वाइट चेस्ट नट** का मिश्रण तीन बार प्रतिदिन

24.9.93 — काफी आराम दवाई वही जारी रखी।

10.11.93 — पति के नाजायज क्रोध सहने से सारा काम चौपट हो गया स्वभाव में बहुत क्रोध, हर काम में जल्दीपन, हल्की आवाज भी नहीं सह पाती। कोई काम शुरू करने की हिम्मत ही नहीं होती।

पति का गुस्सा सहने के लिए उसे **स्टेफिस एग्रिया 1M (Staphis Agria-1M)** तीन खुराक दी।

(1) **हवाइट चेस्ट नट** + **इम्पेसेन्स** तीन बार प्रतिदिन

(2) **मिमुलस** + **क्रैव एपल** + **हार्न बीन** तीन बार प्रतिदिन

8.12.93 — बहुत आराम दवाई वही जारी रखी।

29.12.93 — डर बिलकुल हट गया काम शुरू करने में कोई दिक्कत नहीं। इसलिए **मिमुलस** हटा दी ओर हार्नबीन की भी जरुरत न रही। एक मिश्रण **ह्वाइट चेस्ट नट** + **वालनट** + **इम्पेसेन्स** + **क्रैब एपल** तीन बार रोज़ लेने के लिए 15 दिन के लिए दी। इसके बाद वह बिलकुल ठीक हो गई और दवाई की जरूरत न रही।

79. डॉ० कुमारी शशी भारद्वाज उम्र 37 वर्ष मौलाना आजाद मेडिकल कॉलेज में पढ़ाती थी। पिछले एक वर्ष से उसके स्वभाव में बहुत परिवर्तन आ गया था। उदासी, क्रोध, मानसिक थकावट धीरे-धीरे बढ़ रहे थे। कोई काम करने की हिम्मत नहीं होती। पिछले बीस साल से उसको माइग्रेन की शिकायत थी। कोई बात हो जाए तो उसके मन से निकलती ही न थी।

21.7.93 — एक मिश्रण **चैरी प्लम + वालनट + ह्वाइट चेस्ट नट** दिन में तीन बार।

दूसरा मिश्रण — **इम्पेसेन्स + हार्न बीन** प्रतिदिन तीन बार।

3.8.93 — माइग्रेन का पूरा आराम एक बार भी सिरदर्द नहीं हुआ। परन्तु उसकी मानसिक हालत में कोई सुधार नहीं हुआ।

28.8.93 — मानसिक अवस्था की दुबारा जाँच की तो पता लगा कि शशी को अपने एक छोटे भाई से इतनी घृणा है कि वो उसको देखना भी नहीं चाहती। दवा बदल दी।

(1) **चैरी प्लम + वालनट + हवाइट चेस्ट नट** यही मिश्रण रखा

(2) **इम्पेसेन्स + हार्नबीन + होल्ली**

4.10.93 — बिलकुल आराम हो गया। कमजोरी और घृणा हट गई। अब एक ही मिश्रण — **ह्वाइट चेस्ट नट + वालनट + चैरी प्लम + इम्पेसेन्स** 15 दिन के लिए।

80. गिरधारी लाल खुर्जा से अपने ईलाज के लिए दिल्ली आया। उसकी आँख की पलक के ऊपर एक गिल्टी लगती थी। वैसे उसमें और कोई तकलीफ न थी। जब उसके मित्र उसकी गिल्टी की तरफ इशारा करते तब उसे बुरा महसूस होता। डॉ० तो उसे ऑपरेशन से निकालना चाहते थे। परन्तु ये उसे मंजूर न था होम्योपैथी से भी उसे कोई आराम न आया। हर समय उसी गिल्टी का विचार उसके मन में रहता था।

ह्वाइट चेस्ट नट + क्रैब एपल का मिश्रण प्रतिदिन 4 बार लेने के लिए दिया 15 दिन बाद वह दुबारा दिल्ली आया तो कहने लगा

इसमें पहले से काफी अन्तर है। वह एक महीने की दवाई और बनवाकर ले गया उसके बाद उससे मुलाकात नहीं हुई।

81. डॉ० ईश्वर चन्द्र के मित्र का फोन आया कि चलो दो दिन हरिद्वार घूम आयें। मैं तो यहाँ की प्रतिदिन नीरस जिन्दगी से ऊब गया हूँ। वही सुबह उठो, नहाओ, मन्दिर जाओ, नाश्ता करो और दुकान पर जाकर ग्राहकों से सम्पर्क करो। थक कर शाम को वापस आओ, खाना खाओ और मुर्दे की तरह सो जाओ। डॉ० ईश्वर चन्द्र ने तसल्ली दी कल चलेंगे और उसे 6 पुडिया **विलो** दवाई की दे दी कि ये खा लो। ये दवाई खाने के बाद मित्र को हरिद्वार जाने की चाह ही न रही। जब मन की ऐसी अवस्था हो कि कुछ भी अच्छा न लगे तो **विलो** दवाई फिर जिन्दगी में इन्ट्रेस्ट पैदा कर देती है।

82. डॉ० मोहन सिंह पंजाब में होम्योपैथी और बैच फलावर रैमेडीज़ की प्रेक्टिस करता था। उनको दवाईयों के असरदार होने का काफी अनुभव था। परन्तु अपना ईलाज करने में वह असफल रहा। उन्होंने बताया कि उनके माता-पिता बहुत सख्त स्वभाव के थे और उसका बचपन उस सहमें हुए पक्षी की तरह था जो लोटे के पिंजरे में बन्द रखा जाए। जिन्दगी का खुला विकास न हो सका। बचपन और जवानी ऐसे दबे गुजारा और उसके फलस्वरूप आज तक अपना आत्मविश्वास नहीं पैदा कर सका। आज जब मैं किसी का मोहताज नहीं हूँ, अपने साथ वाले डॉक्टरों में लाइक भी हूँ, समझदार भी हूँ तो भी जब किसी अफसर को मिलने जाना हो या किसी बड़े आदमी को मिलना हो तो झिझक जाता हूँ। जबकि मेरे साथ वाले डॉक्टरों को ये झिझक नहीं होती। मुझे किसी से ईषा नहीं है। मगर मैं ये चाहता हूँ कि मेरे में भी वैसा ही आत्मविश्वास हो जाए जैसा दूसरों में है। एक मिश्रण — **लार्च** (आत्मविश्वास) + **मिमूलस** (झिझक) दिन में चार बार

लेने को कहा। 10 दिन के बाद डॉ० सिंह का फोन आया कि पहले की अपेक्षा वह बहुत ठीक महसूस करता है और जरुरत के अनुसार ये दवाई जारी रखी।

83. श्रीमती मालती खेतान पंजाब के किसी गाँव में बैच फ्लावर रैमेडीज़ से लोगों का इलाज करती थी। परन्तु अपना ईलाज करने में असफल रही। उसकी आयु 46 वर्ष की थी और मासिक बन्द हुए 6 वर्ष हो चुके थे। 2 साल पहले उसे पहले की तरह एक बार मासिक नार्मल हुए। उसके बाद मासिक धर्म में दर्द तो होते थे मगर मासिक धर्म नहीं हुए। वो **ह्वाइट चेस्ट नट** और **मिमुलस** तीन बार प्रतिदिन लेती रही मगर पूरा आराम न आया।

31.10.93 — जब उसकी केस हिस्ट्री लिखी तो ये पता लगा।

(1) पिछली पुरानी वीती हुई बातों को बहुत याद रखती है और पछतावा करती है।

(2) उसको पुराने माइग्रेन का असहनीय दर्द होता था।

(3) कभी-कभी बिना कारण के वह भयभीत हो जाती।

(4) जब भी कोई नज़र का काम करने का सोचती तो उसकी आंखों की पलके झपकनी शुरू हो जाती।

चार दवाइयों का मिश्रण तैयार किया:

(1) हनी सफल — पछतावा

(2) चैरी प्लम — माइग्रेन

(3) एस्पन — अकारण डर

(4) हार्न बीन — काम करने से पहले कमजोरी

डॉ० मालती खेतान को इस मिश्रण से काफी आराम मिला जिसकी पुष्टि उसने दस दिन के बाद फोन पर की। इसके बाद उसने अपना ईलाज खुद जारी रखा।

84. कर्नल परमजीत सिंह बैच फलावर रैमेडीज़ के असर से बहुत प्रभावित था। उसने दवाइयों का पूरा सैट इग्लैण्ड से मंगवाया और जनसेवा में प्रयोग करता रहा। मगर अपने ईलाज के लिए उसे ठीक दवाई न मिल सकी। उसको पिछले 15 दिन से लगातार सिरदर्द हो रहा था। सिर की चोटी से दर्द शुरू होकर बांयी आँख के ऊपर दर्द रुकता। सुबह से शाम तक ये दर्द रहता। ऐसे ही दर्द का दौरा उसे पिछले साल भी रहा।

30 साल पहले ऐसा ही दर्द कई दिन रहा और अंग्रेजी दवाइयों से आराम आया। तीन दवाइयों का मिश्रण —

(1) ह्वाइट चैस्ट नेट

(2) वालनट

(3) चैरी प्लम

5.10.93 —— को चार बार रोज लेने को कहा।

8.10.93 —— फोन से पता लगा कि काफी आराम महसूस कर रहा है और यही दवाई जारी रखेगा। फिर पता लगा कि कर्नल साहब का तवादला बरेली हो गया है। इसके बाद हमसे मुलाकात न हो सकी।

85. मोनिका खन्ना अभी तक उस हादसे पर काबू न पा सकी थी जो आज से 15 महीने पहले हुआ था। जिस दुर्घटना में उसके पिता की स्कूटर-ट्रक की टककर में मौत हो गई। बार-बार ऐसा जुकाम सिर दर्द चककर आते शरीरिक और मानसिक कमजोरी लगी रहती थी। एक तो उसे अपने सम्बन्धियों के सुख और सुरक्षा की हर समय चिन्ता लगी रहती थी। पिता की लाश जो उसने अस्पताल में देखी थी वो कभी आंखों से ओझल न होती। लाख कोशिश करने पर भी वह उसके मन से न निकलती। जैसे मौसम बदलता उसकी तकलीफें बढ़ जाती। सबसे पहले **उसेस्टार ऑफ वीथलम (Star of Bethlehm)** की

चार खुराक दो दिन दी जिससे उसके मानसिक झटके का असर हट गया और इसी से हर समय की उदासी भी चली गई। शेष तकलीफों के लिए ये दवा तैयार की।

7.10.93 — **(i) व्हाइट चेस्ट नट, (ii) वालनट, (iii) रेड चेस्ट नट** ये मिश्रण तीन बार प्रतिदिन।

(1) आलिव + हार्नबीन तीन बार प्रतिदिन

24.10.93 — पहले तो बहुत आराम महसूस हुआ। परन्तु पिछले तीन दिन से स्थिति में फर्क नहीं पड़ा।

जैंन्सियन दवाई तीन बार रोज देनी शुरू की।

31.10.93 — आराम में लगातार बढ़ोतरी। जैंन्सियन दवाई बन्द कर दी और दूसरे दोनों मिश्रण एक महीने के लिए जारी रखे।

86. श्रीमती कविता नरूला को उदासी, दिल की तेज धड़कन आंखों में जलन और हर समय सहमापन रहता था। किसी से बात करने से घबराती, आत्मविश्वास कम हो गया। हर समय चुपचाप लेटे रहने को मन करता। भूख लगनी बन्द हो गई।

दो साल पहले जब उसके पति को चिट फण्ड के काम में बहुत नुकसान हो गया तो उसने बहुत शराब पीनी शुरुकर दी। रात बहुत देरी से शराब के नशे में चूर घर लौटता। तब से ही कविता की मुसीबत शुरू हुई। चिट फण्ड में कविता भी पति के साथ शामिल थी। इसलिए पैसा लेने वाले घर में आकर झगड़ा करते। उसने जितना सुख शादी के पहले बीस साल में पाया था उससे कहीं अधिक दुख पिछले दो वर्ष में पा लिया। हर समय डर रहता कि मांगने वाले फिर तकाजा करेंगे।

12.7.93 — **व्हाइट चेस्ट नट + मिमुलस** तीन बार प्रतिदिन देनी शुरू की।

5.8.93 — 50% आराम, यही दवाई जारी रखी।

1.9.93 — 75% आराम, यही दवाई जारी रखी।

27.9.93 — उदासी बिलकुल हट गई। मन से डर भी समाप्त हो गया मगर आर्थिक नुकसान का विचार कायम रहा इसके साथ-साथ शरीर पर चीटियाँ चलने की भूठी चेतना शुरू हुई।

नये नुस्खे में — **ह्वाइट चेस्ट नट + क्रैब एपल** तीन बार प्रतिदिन देनी शुरू की।

20.10.93 — कविता नरूला बिलकुल ठीक हो गई और उसका ईलाज समाप्त हुआ।

87. श्रीमती जैन 70 वर्ष विधवा अपने बेटे और बहू के साथ बड़ी इज्जत से रहती थी। बच्चे आज्ञाकारी थे और हर तरह से उसका ध्यान रखते थे। परन्तु कभी भी वो अपने आप को सुखी न महसूस करती। कोई न कोई शारीरिक तकलीफ़ बताती और उसका अच्छे से अच्छे एलोपैथिक डॉ० से ईलाज होता। कई बार उसके सारे अंगों के टेस्ट हुए। नुक्स कहीं न निकला। बच्चों की सेवा श्रुषुषा की कोई कदर न करती। हर समय उनको कुछ न कुछ तकलीफ़ बताती रहती। दो दवाइयाँ — **(1) विलो** — कभी सन्तुष्ट न होना, **(2) चिकोरी** — बच्चों से फालतू फरमाइस।

तीन बार प्रतिदिन लगातार दो महीने देते रहे तब उसके स्वाभाव में परिवर्तन आया और इसके साथ ही उसकी शारीरिक तकलीफ़ों की शिकायत दूर हो गई।

88. रामप्रकाश 60 वर्ष को ये शिकायत थी कि शाम को जब भी वह सीढ़ियाँ चढ़ता तो उसको चक्कर आ जाते ये तकलीफ़ पिछले कई साल से चली आ रही थी। कई ईलाज करवाये; लेकिन कोई लाभ न हुआ। किसी डॉ० को इसके ईलाज की

समझ ही न आई। एक नुस्खा **व्हाइट चेस्ट नट + वालनट** तीन बार प्रतिदिन लेने से 15 दिन में आराम आ गया।

89. 24.10.93 रोलैण्ड हौज श्रीमती क्रिम हौज आस्ट्रेलिया से भारत आये। पत्नी की पहली शादी से हुए दो बच्चे भी साथ थे। बैच फ्लावर रैमेडीज़ की किताब कनाट प्लेस की एक दुकान से लेकर पढ़ी और उससे बहुत प्रभावित हुए। किताब के प्रकाशक बी० जैन पब्लिशर्स से मेरा पता लेकर फोन पर मिलने का समय निर्धारित किया और अपना केस यों बताया पत्नी की शिकायत थी कि पति बहुत गुस्सैल है। जब भी वह किसी के साथ हंसकर बात करती है। वह ईर्षा से लाल-पीला हो जाता है और जोर-जोर से चिल्लाता है। जो इसकी बर्दाशत के बाहर है। ये कहते हुए वह रो पड़ी। उसने बताया कि वह शोशल वर्कर है और उसका काम ही दूसरों की मदद करना है। इसलिए उसको दूसरों के साथ प्यार और हमर्ददी से ही बोलना पड़ता है। जब वह चिल्लाता है तब मैं डर जाती हूँ और मेरी टांगें भारी हो जाती हैं। बच्चे भी भयभीत हो जाते हैं। श्रीमती क्रिम हौज को तीन दवाइयाँ — **(1) मिमुलस** — डर के लिए, **(2) चैरी प्लम** — असह कष्ट के लिए, **(3) क्रैब एपल** — टांगों के भारी होने की भूठी चेतना तीन बार प्रतिदिन लगातार लेने के लिए कहा —

10.11.93 —— तीन हफ्ते बाद वह ठीक हो गई और धन्यवाद कहने स्वयं आईं।

90. रोलैण्ड हौज एक अपाहिज था। उसके दोनों हाथ किसी दुर्घटना में कट चुके थे। श्रीमती क्रिम हौज के साथ इसका मेल किसी होटंल में हुआ तब से ये पति-पत्नि के रिश्ते के साथ इकट्ठे रहने लगे। दोनों के माता-पिता अमीर थे इसीलिए इनकों किसी तरह का आर्थिक संकट न हुआ। रोलैण्ड कहने लगा कि क्रिम

बहुत अच्छी शोशल वर्कर है और उसकी माँ भी बहुत जनसेवा करती है। परन्तु जब दूसरों की सेवा करते मेरी आवश्यकता को भूल जाती है, तो मुझे बहुत क्रोध आता है और जब वह बच्चों को 'मेरे' बच्चे संबोधन करती है, हमारे बच्चे नहीं कहती तो मुझे बुरा लगता है। वह जानती है मुझे भी बच्चों से बहुत प्यार है। फिर वह हमारे बच्चे कहने से क्यों संकोच करती है।

जब तक रोलैण्ड बोलता रहा वो एक मिनट नहीं रुका उसने मुझे वक्त ही नहीं दिया कि मैं भी उससे कुछ पूछ सकूं। इस लगातार बोलने के लिए — **(1) हीथर (Heather)** — ईषा के लिए, **(2) होल्ली (Holly)** — बहुत क्रोध के लिए, **(3) चैरी प्लम** तीन दवाइयों का मिश्रण बना दिया।

10.11.93 — को जब श्रीमती क्रिम हौज धन्यावाद देने आई तो उसने बताया कि उसके पति का स्वभाव बिलकुल बदल चुका है। अब उनको एक दूसरे से कोई शिकवा शिकायत नहीं और सारा परिवार खुश है।

91. सुखविन्दर सिंह हाल बाजार अमृतसर से गुजरते हुए आजाद बुक डिपो की दुकान में चला गया और वहाँ से बैच फलावर रैमेडीज़ की किताब खरीद कर पढ़ने लगा। उसे यों महसूस हुआ कि ये दवाइयाँ उसकी सारी मानसिक हालत के अनुरूप है। अपने लिए 10 दवाइयों पर निशान लगाकर वह मेरे पास 24.10.93 को आया और अपनी हालत यों बताई।

मेरा सारा बचपन बहुत सख्त स्वभाव वाले माता-पिता की देखभाल में गुजरा और मेरा विकास इस घुटन में हुआ। मुझमें आत्मविश्वास की बहुत कमी है। किसी आफिसर से बात करने में झिझक लगती है। कभी अपने काम के बारे में किसी के

साथ बातचीत करनी हो तो भी देरी कर देता हूँ। पुरानी कब्ज़ है, इसके लिए कोई अंग्रेजी या देशी ईलाज कामयाब न हुआ। अब तो मुझे शक हो गया है कि मैं कभी ठीक भी हो सकूँगा। हर वक्त इन्हीं विचारों में डूबा रहता हूँ। मन अस्थिर है, कुछ समझ में नहीं आता, जल्दी क्रोध आ जाता है। कोई टॉनिक मिल जाय जिससे मनस्थिर हो सके।'

(1) **जैंन्सियन** — आशंका

(2) **हार्नबीन** — टॉनिक की माँग

(3) **इम्पेसेन्स** — गुस्सा

इन दवाइयों का मिश्रण तीन बार रोज

(a) **लार्च** — अविश्वास

(b) **स्क्लेरेन्थस** — अस्थिर

(c) **ह्वाइट चेस्ट नट** — वही ध्यान आना

दोनों मिश्रण से ईलाज शुरू किया और ये कहा कि यदि कोई दिक्कत आये तो लिख देना। इसके बाद मुझे कोई खबर नहीं आई।

92. 24.10.91 नवनीत कौर हर वक्त सहमी हुई रहती थी। मानसिक तनाव था। हर वस्तु का ऋण पक्ष देखती थी। जैसे — संसार में खुश रहने के लिए कोई चीज ही नहीं। अब उसकी उम्र 19 वर्ष की थी। परन्तु अभी तक 1984 में सिखों के कत्लेआम के नजारे उसके सामने थे जब हजारों वेगुनाह लोगों का दिन दहाड़े खून हुआ। उसने अपने पड़ोसी का सारा परिवार बड़ी बेर्ददी से मारा जाता देखा था और वही दृश्य उसके सामने बार-बार आता था।

ह्वाइट चेस्ट नट + **राकरोज** + **जैंसियन** तीन बार प्रतिदिन लेने से एक हफ्ते बाद वो ठीक हुई।

93. 4.10.93 दो साल बाद नवनीत कौर की माता उसको साथ लेकर डिसपेन्सरी आई कि इस लड़की ने घर में तूफान मचा रखा है जब से इसकी बड़ी बहन अपने ससुराल से रहकर वापस आई है। ये उसकी दुश्मन हो गई है। बहुत ईर्षा करती है।

होल्ली दवाई की तीन खुराक प्रतिदिन देने से एक हफ्ते में उसकी ईषा कम हो गई। मगर दिमाग की गर्मी नहीं गई। उसको गुप्त अंगों में बहुत खारिश थी। जो किसी तरह कम नहीं हो रही थी और उसको शंका हो गई कि ये ठीक होगी भी या नहीं। कैंसर हो जाने का डर हो गया। हर वकत उसी में डूबी रहती। **मिमुलस + क्रैब एपल + व्हाइट चेस्ट नट + जैंन्सियन** का मिश्रण देने से वह ठीक हुई।

94. 19.11.93 मिस संगीता सिंह 29 वर्ष की मानसिक हालत देखकर तरस आता था। अच्छी पढ़ी लिखी, जवान, खूबसूरत लड़की परन्तु बहुत सहमी हुई, उदास, आत्म अविश्वास, झट घबरा जाती। किसी सभा, सोसाइटी में जाने से संकोच करती अकेला रहना पसन्द करती। उसे ऐसा महसूस होता जैसे उसकी गर्दन पर बर्फ का टुकड़ा रखा हुआ हो, जब कभी फोन की घन्टी बजती उसे घबराहट होती और घबराहट के साथ बर्फ की चेतना बढ़ जाती।

दस साल पहले जब उसके माता-पिता का तबादला कुवैत हुआ तो संगीता और उसकी छोटी बहन को दस महीने अपनी मौसी के घर रहना पड़ा। वहाँ उसके साथ अच्छा सलूक न हुआ और उसे मौसी से बहुत घृणा हो गई। तब से ही उसको सिरदर्द और उदासी शुरू हुई।

होल्ली — (घृणा) + **राकरोज** (घबराहट) + **क्रैब एपल** (बर्फ की झूठी चेतना) तीन बार प्रतिदिन लेने के लिए दी। एक हफ्ते बाद उसका फोन आया कि 20% फायदा है। वही दवा जारी

रखी। दस दिन के बाद कुवैत से उसको नौकरी के लिए कॉल आयी और वह वहाँ चली गई। फिर मेरा सम्पर्क न हुआ।

95. 30.11.93 मिसेज कपूर से कलकत्ते में मुलाकात हुई। 13 साल की उम्र से 35 साल की उम्र तक उसको हर माहवारी में भारी दर्द सहना पड़ा। एक बार फर्श पर फिसल गई तो पीठ पर चोट आई फिर सीढ़ी से गिरी तो दुबारा चोट आई। पीठ का दर्द आज तक कायम है। रसोई में काम करते आग लग गई। आज तक चमड़ी सचेत है। मौसम बदलने पर खारिश हो जाती है। दस साल पहले उसकी माता का देहान्त हुआ था। वह दुख अभी भूला नहीं था कि 1990 में उसके ससुर का स्वर्गवास हो गया, जिस मानसिक सदमें को वह आज तक नहीं भूली थी। बड़ी जल्दी गुस्सा आ जाता, माहवारी के दर्द का डर हर समय मन में रहता, कई बार पेशाब आता उसके लिए दवाई लेनी पड़ती। बड़े समय से माइग्रेन का दर्द है। जिसका ईलाज होम्योपैथी से करा रही है।

स्टार आफ बैन्थलम तीन बार प्रतिदिन एक हफ्ते के लिए दी और एक मिश्रण – **ह्वाइट चेस्ट नट** + **वालनट** + **चैरी प्लम** + **मिमुलस** का दिया। 15 दिसम्बर को फोन आया कि काफी आराम है। वही दवाई जारी रखी।

96. श्रीमती मल्होत्रा 50 वर्ष, की पीठ, सिर और टाँगों में बहुत दर्द है। सारा शरीर दुखता है, किसी तरह आराम नहीं मिल रहा। शाम को सर्दी से शरीर कांपता।

रक्सटाक्स-1M, आर्निका-1M और **ब्रायोनियाँ-1M** की एक-एक खुराक एक-एक घन्टे में देने से दर्द में तो काफी आराम हुआ। मगर दूसरे दिन वह नई शिकायत ले आई। दाहिनी ओवरी के थोड़े ऊपर कुछ दर्द था। जो हर वक्त रहता था और दबाने या सेकने से किसी तरह आराम नहीं आता। इस

दर्द को एक नापसन्द चेतना ही समझा जिससे कि छुटकारा पाना चाहती थी। श्रीमती मल्होत्रा का स्वभाव बहुत सहनशील था। वह अपना दर्द चेहरे की मुस्कान के नीचे छुपाए रहती थी।

(1) **एग्रीमनी** — (स्वाभाविक सहनशीलता)

(2) **क्रैब एपल** — (अनचाही चेतना से छुटकारा)

(3) **ह्वाइट चेस्ट नट** — (लगातार दर्द की चेतना)

तीनों दवाइयों का मिश्रण दो दिन लेने के बाद उसको पूरा आराम महसूस हुआ।

97. सोहराब सिंह 5 वर्ष अस्थमा का मरीज था। **एग्रीमनी + ह्वाइट चेस्ट नट + वालनट** मिश्रण से उसे लगातार आराम आ रहा था। एक रात पौने बारह बजे उसकी माता बच्चे को मेरे पास ले आयी। उसकी हालत बहुत खराब थी। सांस बहुत मुश्किल से आ रहा था। सांस की आवाज़ काफी दूर तक सुनाई देती थी। इसको एमरजेन्सी केस समझ कर **रेस्क्यू रैमेडीज़** हर 15 मिनट बाद देने के लिए कहा। सुबह उसकी माता ने बताया कि दूसरी खुराक लेने पर ही बच्चा सो गया था उसको फिर पहले वाली तीन दवाइयों का मिश्रण जारी रखने के लिए कहा।

98. ए० देसाई अपने बहनोई के अन्तिम संस्कार करके जब जयपुर से वापस लौटा तो वह शरीरिक और मानसिक तौर पर बिलकुल टूट चुका था। उसके बहनोई का कत्ल उसके नौकर ने किया था। जिसको उसने चोरी के जुर्म में नौकरी से निकाला था। ए० देसाई का नौकर भी उसी दिन अपने घर से छुट्टी काटकर वापस आया था। देसाई साहब की अपने नौकर के हाथो मारे जाने का डर हर वकत रहने लगा। नींद हराम हो गई।

राक रोज (खौफ) + **ह्वाइट चेस्ट नट** (लगातार वही विचार) का मिश्रण देने से तीन दिन के बाद उनकी हालत ठीक हुई।

99. दुर्गा प्रसाद पटना से अपने ईलाज के लिए दिल्ली आया। बचपन से ही वह भुलक्कड़ था। वक्त पर कोई भी चीज़ उसको याद न आती। जन सेवा में वह अपना सारा समय व्यतीत करता और इसमें वह अपना हित भी भूल जाता। मतलबी लोग उससे अयोग्य और फालतू काम करवाते। वह किसी को इन्कार नहीं कर सकता था। यदि वह किसी स्टेज पर भाषण देना शुरू करे, तो बोलते-बोलते एक दम उसका दिमाग खाली हो जाता और वो चुप हो जाता। बाजार में कोई चीज़ खरीदने जाए तो चीज़ दुकान पर ही रह जाती खुद घर पहुँच जाता। स्टेज पर भाषण देने से डरता था।

(1) **सेन्टारी** — मानसिक कमजोरी

(2) **मिमुलस** — डर

(3) **ह्वाइट चेस्ट नट** — मन खाली हो जाना

(4) **स्क्लेरेन्थस** — याददास्त देर से आना

इन चार दवाइयों का मिश्रण तीन बार रोज़ लेने को कहा। उसके पास बैच फलावर रैमेडीज़ की किताब और दवाइयाँ भी मौजूद थी, इसलिए उसको सुझाव दिया कि वह जरूरत के अनुसार अपना ईलाज जारी रखने का प्रयास करे और अगर कोई मुशिकल हो तो सलाह मशविरा ले लें।

100. 22.2.94 जसवीर सिंह एडवोकेट को दिल की बीमारी थी। एक नाड़ी 95% बन्द हो चुकी थी और दूसरी नाड़ी 70% बन्द हो चुकी थी। दूसरी नाड़ी के ऑपरेशन की तारीख निश्चित हो चुकी थी। एक ऑपरेशन 1992 में हुआ था। ये कोई गारन्टी नहीं थी कि वही ऑपरेशन दुबारा न करना पड़े। बातचीत करने से ये सिद्ध हुआ।

(1) मरीज के अन्दर डर है कि ऑपरेशन की दुबारा जरूरत पड़ सकती है।

(2) ये तकलीफ़ बार-बार आने वाली है।

(3) वह इस मर्ज से हमेशा के लिए छुटकारा पाना चाहता था।

(4) उसको हर समय यही ख्याल रहता था कि वो इस बीमारी की वजह से वह अपना काम नहीं कर सकता।

इसलिए उसको चार दवाइयों का मिश्रण **मिमुलस + वालनट + क्रैब एपल + ह्वाइट चेस्ट नट** तीन बार रोज देने के लिए कहा और दो हफ्ते बाद अपने हाल की रिपोर्ट देने को कहा लेकिन मरीज ने फिर अपना हाल नहीं बताया।

101. 25.2.94 इन्दु वाला 29 वर्ष अपने बेटे को अपने पति के पास छोड़ तलाक ले चुकी थी। पिछले 7 साल से उसने बेटे की सूरत भी नहीं देखी थी। उसके बेटे का जन्म फरवरी महीने में हुआ था। हर साल इसी महीने में उसकी तबियत बहुत खराब हो जाती थी। आज सुबह से उसे इतना सख्त सिरदर्द हुआ जैसे सिर फट जायेगा। इसके बाद जी-मिचलाना और उल्टी आने की चेतना, तेज सिरदर्द का दौरा तो समाप्त हो चुका था। परन्तु अभी सिर भारी था और जी-मिचलाना लगातार जारी था उसको ये डर था कि कुछ देर बाद सिरदर्द बहुत बढ़ जायेगा। **मिमुलस + ह्वाइट चेस्ट नट + चेरी प्लम** का मिश्रण तीन बार देने के बाद उसको दर्द बढ़ने का दूसरा दौरा न पड़ा।

102. गगनदीप सिंह उम्र 16 वर्ष की शिकायत थी कि जब भी वह तेज भागता है कसरत करता है तो उसके शरीर पर लाल रंग के दाने हो जाते हैं जिसमें बहुत खुजली होती है। हर बार कसरत करने से पहले उसे ये डर होता था कि ये तकलीफ़ मुझे जरूर होगी। इस तकलीफ़ से बचने के लिए उसको तीन दवाइयों का मिश्रण – **हवाइट चेस्ट नट, क्रैब एपल, मिमुलस** बना दी और तीन बार रोज लेने के लिए कहा। एक हफ्ते के ईलाज के बाद उसकी सारी तकलीफ़ हट गई।

103. श्रीमती वर्मा 51 वर्ष को कई बीमारियाँ थी। जैसे शुगर, हाई ब्लड प्रेसर, निचले धड़ का लकवा और इन सब बीमारियों का ईलाज पिछले कई साल से एलोपैथिक डॉक्टर कर रहे थे। उसके गुर्दे की पथरी ऑपरेशन से निकाली जा चुकी थी। अब छोटी-छोटी गिल्टियाँ चमड़ी के नीचे हो गई थी और उसको डर हो गया कि ये कैंसर न हो जाए। शरीर में दर्द की वजह से सो न सकती ऐसी गम्भीर दशा में भी उसका हौंसला कायम था। उसके लिए निम्न दवाइयाँ खोजी –

(1) **ओक** – बुरी हालत में भी हौसला कायम।

(2) **मिमुलस** – डर।

(3) **चैरी प्लम** – असहनीय दर्द। इन तीनों दवाइयों का एक मिश्रण बना दिया।

(i) **स्वाइट चेस्ट नट** – गिल्टियों का हर समय ध्यान।

(ii) **वालनट** – पुरानी तकलीफ़।

(iii) **क्रैब एपल** – गिल्टियों को हटाने की इच्छा, दोनों मिश्रण दिन में तीन बार लगातार लेने से एक हफते बाद उसका फोन आया, "पहले से काफी आराम है।" दवाई वही जारी रखी।

104. श्रीमती किरन खुल्लड 31 वर्ष, पिछले 10 वर्ष से अपनी बड़ी बहन के घर रहती थी। बड़े शौक से अपनी बहन बहनोई की सेवा करती थी। क्योंकि दोनों अपाहिज थे। किरन को उसके पति ने शादी के थोड़े दिन बाद ही त्याग दिया था। मगर इसको इस बात का कोई सदमा नहीं हुआ और कभी भी अपने दुख तकलीफ़ का ध्यान न हुआ। हर समय अपने बहनोई व वहन की तकलीफ़ की चिन्ता करती रहती। किरन को पिछले दो साल से रेशा-जुकाम तंग कर रहा था। इसी तकलीफ़ के लिए वह दवाई लेने आई। उसको –

(1) **रेड चेस्ट नट** — दूसरों की चिन्ता।

(2) **क्रैब एपल** — रेशा जुकाम हटाने की इच्छा।

(3) **व्हाइट चेस्ट नट** — बार-बार वही तकलीफ़।

(4) **वालनट** — पुरानी बीमारी।

इन चार दवाइयों का मिश्रण तीन बार प्रतिदिन लेने को कहा 10 दिन के बाद वह बिलकुल ठीक हो गई तो भी उसको एक महीने और यही दवाई खाने का सुझाव दिया।

105. सुशील कौर 75 वर्ष ने सन्देश भेजा कि मैं बहुत उदास हूँ। एक तो मैं हर समय अपनी सेहत की चिन्ता में रहती है और दूसरे मुझे सारा दिन अकेला रहना पड़ता है। जब मेरे दोनों जवान बेटे सुबह काम पर चले जाते हैं और रात को देर से लौटते हैं। तो मुझे ये विचार दिन को सताता है कि क्या मेरी औलाद के पास मेरे लिए कोई समय नहीं है। अगर मेरी उस दौरान तवीयत खराब हो जाये तो कौन मुझे देखेगा।

(1) **मिमुलस** — डर के लिए।

(2) **चिकोरी** — बच्चों से फालतू आस रखना दो दवाइयों का मिश्रण दिन में तीन बार लेने से सुशील कौर की उदासी और शिकवे शिकायत सब दूर हो गये।

106. एस० पी० सिंह 24 वर्ष के सारे शरीर में दर्द था। थोड़ा काम करने के बाद थक जाता। जवानी की उम्र में कमजोरी हो जाने से उसको चिन्ता लग गई। दर्द कोई अधिक न था तो भी वह उनसे पीछा छुड़ाना चाहता था।

(1) **मिमुलस** — डर

(2) **आलिव** — कमजोरी

(3) **क्रैब एपल** — पीछा छुड़ाना चाहता है

ये मिश्रण तीन दिन लेने के बाद वह अपने आपको बिलकुल ठीक महसूस करने लगा। उसको और दवाई की जरूरत न रही।

107. महराज किशन 60 वर्ष सारी उम्र अपने घरं वालों के लिए हौवा बना रहा। अपनी पत्नी और बच्चों पर बहुत रौब रखता। किसी की हिम्मत न थी कि उसकी आशा का उल्लंघन करे। दिल का बुरा नहीं था। वह अनुशासन का बड़ा पक्का था और इसका उल्लंघन वह किसी भी कीमत पर बर्दास्त नहीं करता था। परन्तु अब जब बच्चे बड़े हो गये तो वह उसकी मर्जी के खिलाफ भी काम कर देते थे। तो उसे बड़ा दुख होता। उसकी शारीरिक तकलीफ़ें — शारीरिक दर्द, पेट की तकलीफ़ एसिडिटी बहुत बढ़ जाती है। उसको बच्चों से घृणा हो गई। वह अपने आपको अकेला और सारे से अलग समझने लगा। इस दुख को दूर करने के लिए उसने शराब पीनी शुरू कर दी। पेट में अल्सर तो पहले ही था शराब पीने से काम और बिगड़ गया। उसको —

(1) **होल्ली** — घृणा।

(2) **बीच** — अनुशासन प्रिय।

(3) **चिकोरी** — अपने आप को अकेला महसूस करना।

इन तीनों दवाइयों का मिश्रण देना शुरू किया। तीन दिन के बाद उसकी हालत में बहुत परिवर्तन हुआ। अपने परिवार के लिए पहले अपशब्द बोलता था वह बन्द हो गये। चेहरे पर पहली बार बच्चों ने मुस्कान देखी। माथे की त्योरी हट गई। शारीरिक और मानसिक तौर पर आराम महसूस हुआ। यही दवाई 6 हफ्ते तक जारी रखी।

108. मंजू 36 वर्ष की योनि में बहुत सख्त जलन होती जो माहबारी से एक हफता पहले शुरू होकर माहबारी के बाद सफेद पानी जारी हो जाता। उसे ऐसा महसूस होता कि पेट के नीचे हिस्से में कोई जख्म है। हाथ पाँव में जलन होती। कापर टी, उसने पांच साल पहले निकलवा दी थी। एलोपैथिक ईलाज काफी समय तक करवाया। डॉक्टरी छानबीन में अन्दर कुछ ठोस

कारण नहीं मिला। हरवक्त कमजोरी महसूस करती। उसकी माता का कई बार गर्भ गिर चुका था।

21.9.93 — **सल्फर-1M** एलोपैथिक दवाइयों के असर को समाप्त करने के लिए दी।

23.9.93 — **सिफलाइनम-1M** एक खुराक दी, (माता के बार-बार गर्भ गिरने के कारण)

(1) क्रैब एपल – जख्म की चेतना

(2) आलिव – कमजोरी

इन दो दवाइयों का मिश्रण 15 दिन के लिए दिया। आराम महसूस हुआ तो अगले 15 दिन और जारी रखी।

22.11.93 — **सिफलाइनम-1M** एक खुराक और दी। उपरोक्त मिश्रण तीन महीने तक लगातार दिया। इसके बाद वह ठीक हो गई।

109. डॉक्टर सज्जन सिंह राय रायकोट लुधियाना से अपने ईलाज के लिए आये। उनको पिछले 25 वर्ष से हर साल फरवरी के महीने से उदासी शुरू होती और अक्टूबर तक रहती। नबम्वर से फरवरी तक वह बिलकुल ठीक-ठाक रहते। डिप्रेशन के दिनों में हरवक्त किसी चीज़ का डर लगा रहता। किसी से बातचीत न करते किसी सभा सोसाइटी में न आते। अकेले रहते और पुरानी यादों में डूबे रहते। रात नींद न आती। नहाने से संकोच करते। मीठा खाने को जी करता। दिन रात आत्म हत्या की सोचते, आत्मविश्वास बिलकुल न था। जब ठीक होते तब उत्तेजना बहुत होती। तब मास, अण्डे, शराब की इच्छा होती। उनके नौजवान बेटे मे भी यही चिह्न पैदा हो रहे है और उनके पिता में भी बहुत उत्तेजना थी। इसके लिए निम्न दवाई खोजी – **(1) ह्वाइट चेस्ट नट + बालनट + मिमुलस, (2) लार्च + चैरी प्लम** दोनों मिश्रण तीन बार

प्रतिदिन दिये क्योंकि मरीज स्वयं फलावर रैमेडीज़ की प्रेक्टिस करता था। उसको सुझाव दिया कि ये नुस्खा इस्तेमाल करो और कोई दिक्कत हो तो पूछो।

110. संजय 26 वर्ष ने अपनी टांगे दिखाई कि ये कितनी पतली है। वह अपनी सूखी हुई टांगों को देखने से भी डरता था। परन्तु उन सूखी हुई टांगों का ख्याल कभी भी अपने मन से नहीं हटा सका। हर वक्त सहमा हुआ और कमजोर महसूस करता। तीन दवाइयाँ – **ह्वाइट चेस्ट नट** + **मिमुलस** + **आलिव** का मिश्रण तीन बार प्रतिदिन लेने से एक हफ्ते में वह ठीक हो गया।

111. 28.3.93 श्रवण कुमार 44 वर्ष करनाल से अपने ईलाज के लिए दिल्ली आया। गठिया के दर्द से परेशान था। कन्धे में दर्द 1992 से शुरू हुआ। एलोपैथिक और होम्योपैथिक ईलाज से कुछ आराम न आया। अब ये दर्द बढ़ता हुआ, बाजू और हाथ की उंगलियों तक शुरू हो गया। पैरों का घुटना मुड़ता नहीं था। सुबह उठता तो मुँह का जायका बहुत कड़वा होता। असह दर्द और बीमारी के बढ़ जाने का कारण उसे परेशान कर रहा था।

मिमुलस (डर) + **चैरी प्लम** (असह दर्द) + **क्रैब एपल** (कडुवा स्वाद) का मिश्रण तीन बार प्रतिदिन देने से एक हफ्ते में डर और कड़वा स्वाद समाप्त हो गये। इसके बाद **चैरी प्लम** + **वाल नट** + **ह्वाइट चेस्ट नट** तीन दवाइयों का मिश्रण तीन महीने के लिए दिया।

112. 11.5.94 ए. आर. तनेजा 75 वर्ष को पिछले 38 वर्ष से ब्रोकाइटस की शिकायत थी। एक रेलवे स्टेशन पर एक रेहड़ी वाले से उसने गोश्त की प्लेट खायी। तब से ही उसको खाँसी लग गई। सीने में साँय-साँय की आवाज आती। रेशे के साथ झाग और पतला पानी निकलता। बाँयी तरफ लेटने से खाँसी

में आराम तथा दाँयी तरफ लेटने से खाँसी बढ़ जाती। अगर सिर को एक तरफ मोड़कर बैठे तो आराम मिलता। पिछले साल तक तो ये तकलीफ़ सिर्फ सर्दी की ऋतु में होती थी। गर्मियों में आराम आ जाता था। मगर इस गर्मी की ऋतु में उसकी तकलीफ़ नहीं घटी। वह अपनी जवानी की उम्र में कोई कसरत न करता था सारा कार्य कुर्सी पर बैठे ही किया करता था। स्वभाव भी बहुत तेज था। जब भी तकलीफ़ शुरू होती। पहले नाक से पतला पानी निकलता फिर छीकें, गले में खराश और रेशे से सीना रूँध जाता। सांस लेने में परेशानी होती।

11.5.94 — पहले एक खुराक **नक्स वोमिका-1M** की दी। क्योंकि उसको सारी तकलीफ़ गोश्त खाने से शुरू हुई। यही दवाई उसके स्वभाव के अनुकूल थी। काफी आराम आया एक मिश्रण — **ह्वाइट चेस्ट नट, वालनट, क्रैब एपल।**

1.6.94 — को बना दिया। ये तीन बार प्रतिदिन लेने को कहा। बीमारी का कोई दौरा नहीं पड़ा लगातार हालत में सुधार हो रहा है। यही नुस्खा तीन महीने तक जारी रखा और सर्दी की ऋतु में भी उसको कोई तकलीफ़ न हुई।

113. धनवन्ती (42 वर्ष) की माहवारी में विघ्न पड़ रहे थे। समय नियत न रहा। कभी आगे कभी पीछे, गर्मी के दौरे पड़ते चक्कर आते ऐसी कई तकलीफ़ें जो माहवारी बन्द होने के समय आती है वह शुरू हो गई। **ह्वाइट चेस्ट नट + वालनट** का मिश्रण तीन बार प्रतिदिन लगातार तीन महीने देते रहे। तो उसको माहवारी बन्द होने के समय तक कोई तकलीफ़ न हुई।

हमारे अनुभव में ये मिश्रण हर जिन्दगी के मोड़-दाँत निकलना, युवावस्था, महावारी चालू होने या महावारी बन्द होने का समय — के लिए बहुत लाभदायक साबित हुआ है।

114. 12.1.90 प्रोफेसर अग्रवाल को 4 दिन पहले पेशाब की तकलीफ़ हुई पेशाब कम और रूक-रूक कर आता था। **एपिस-30** देने से उनकी पेशाब की तकलीफ़ हट गई थी। अब उनका प्रोग्राम 4 दिन बाद अपनी भतीजी की शादी के लिए जाने का था। अभी भी उनको ब्लैडर में पेशाब के भार की चेतना थी। जिससे बड़ी परेशानी होती थी। अब नया डर पैदा हो गया। अब शादी में कैसे जाऊँगा। एक मिश्रण – **ह्वाइट चेस्ट नट, क्रैब एपल, मिमुलस** का बना दिया। तीन दिन दवाई लेने के बाद वह बिलकुल ठीक हो गये और लखनऊ की यात्रा बड़े आराम से पूर्ण हुई।

115. चूना देवी उम्र 60 वर्ष को पुरानी पेट की तकलीफ़ थी, तेजाब बनता, हृदय में दर्द होती और छाती में जलन होती। दर्द का दौरा तो कभी-कभी पड़ता था। पिछले थोड़े दिनों से दर्द के दौरे और दर्द दोनों बढ़ गये और कैंसर का डर शुरू हो गया। **चैरी प्लम + मिमुलस** दो दवाइयों का मिश्रण लगातार तीन हफ्ते लेने के बाद दर्द और डर दोनों हट गये और तेजाब बनना भी बन्द हो गया।

116. 1.4.94 ए. एस. जग्गी 55 वर्ष की बायीं कमर की चमड़ी में कुछ अलखत सी थी। दर्द न था सिर्फ बेआरामी की चेतना। दबाने से भी कोई दर्द न होता। जब उसकी बनियान या और कोई कपड़ा उस जगह पर लगता, तो उस खास जगह पर अलखत होती। डॉक्टरों को तो न ही बीमारी समझ में आयी और न कोई दवाई समझ में आई। होम्योपैथिक डॉक्टर ने भी हाथ खड़ेकर दिए। तकलीफ़ दिन पर दिन पुरानी हो रही थी और सब तरफ कैंसर का रोग सुनने में आ रहा था। एक मिश्रण – **ह्वाइट चेस्ट नट + क्रैब एपल + मिमुलस** तीन बार प्रतिदिन देने से 6 हफ्ते में उसे इस तकलीफ़ से छुटकारा मिल गया।

117. 1.3.94 कुलदीप सिंह 60 वर्ष को तीस साल पहले एक ट्रक की दुर्घटना के बाद परेशानी के दौरे पड़ने शुरू हो गये। उसको

ऐसा महसूस होता कि उसके निचले धड़ में खून का दौरा मन्द पड़ गया है। कभी चककर आते, कभी गर्दन में पसीना आता जब भी वह कोई गर्म चीज़ खाता। इसके अलावा न तो उसे कहीं दर्द था न कमजोरी की चेतना।

जब भी उसको इसके दौरे पड़ते वह कई महीनों तक कायम रहते। तब उसके दिल की धड़कन बहुत बढ़ जाती और ऐसा महसूस होता कि अब उसका आखिरी समय नजदीक आ रहा है। पेट में गैस बनती और उसका दबाव ऊपर की तरफ होता। जो विचार मन में आते वह हटते नहीं थे। मुँह से बदबूदार हवा निकलती थी।

1.8.94 — **ह्वाइट चेस्ट नट + क्रैब एपल** तीन बार प्रतिदिन एक हफ्ता देते रहे। कोई आराम न आया।

16.3.94 — **ह्वाइट चेस्ट नट + वालनट + मिमुलस** एक हफ्ता दी तो भी कोई फर्क न पड़ा।

2.4.94 — अब यह सोचा कि सारी तकलीफ़ की जड़ तो बस की दुर्घटना है। उस वक्त **रेस्क्यू** दवाई होनी चाहिए थीं। **रेस्क्यू** दवाई तीन बार रोज लगातार देने से दो हफ्ते में कुलदीप सिंह ठीक हो गया।

118. 2.5.94 मैं डॉक्टर वोहरा 82 वर्ष डिसपेन्सरी में बहुत व्यस्त था। मरीजों की भीड़ लगी हुई थी। एक मरीज बात का जबाव देने में बहुत देरी करता था और बात को फालतू बढ़ाए जाता था। मुझे बहुत क्रोध आ गया और मैंने उसको कुछ अपशब्द बोल दिये। बाद में मुझे बहुत पछतावा हुआ कि ये मेरी गलती है। मरीज तो मरीज ही है। उसकी किसी कमजोरी पर मुझे क्रोध नहीं आना चाहिए। अब मैं इस विचार को मन से झटपट निकालना चाहता था। कुछ दिनों से मैं ये महसूस कर रहा था

कि मुझे कोई दवाई वक्त पर नहीं सूझती और बार-बार किताब खोलनी पड़ती।

इम्पेसेन्स + **क्रैब एपल** + **स्कलेरेकथस** तीन दवाइयों का मिश्रण लगातार चार दिन लेने से मेरी काया पलट गई और कोई पेरशानी न रही।

119. श्रीमती शालिनी अरोड़ा उम्र 31 वर्ष, ऐसा महसूस करती थी, कि उसके मुँह का निचला जबड़ा भारी हो गया है और बाँयें कान के पास जबड़े के जोड़ पर दर्द होता, अंग्रेजी दवाइयों से दर्द में कुछ कमी हुई। लेकिन बिलकुल ठीक नहीं हुआ। एक मिश्रण — **व्हाइट चेस्ट नट** + **क्रैब एपल** + **चैरी प्लम** का बना दिया। तीन बार प्रतिदिन लेने से एक हफ्ते में वह ठीक हो गई।

120. 2.1.94 जब कमोडर बरार 52 वर्ष को डॉक्टरों ने बता दिया कि उसकी पारकिग्सन बीमारी का ईलाज उनके पास नहीं है तो वह अपने ईलाज के लिए कर्नल प्रीतम सिंह के पास गया। बैच फ्लावर रैमेडीज़ की सहायता से उसको आराम आना शुरू हुआ। तो कर्नल प्रीतम सिंह का तबादिला बरेली के लिए हो गया तो ये केस मेरे पास आ गया। 1989 से पहले वह मरीज बिलकुल स्वस्थ था और विरासत में भी कोई लम्बी चौड़ी बीमारी न थी। 1989 में उसको पहली बार ऐसा महसूस हुआ कि उसके बायें तरफ के सारे अंगों में अकड़न शुरू हो गई। कम्पन और कमजोरी धीरे-धीरे लगातार बढ़ रही थी। अंग्रेजी ईलाज से थोड़े दिन कुछ आराम मिला फिर दवाइयों ने असर करना बन्द कर दिया। ईलाज शुरू करने से पहले हमने कमोडर बरार को बता दिया कि हमारा पहला निशाना इस बीमारी को यही रोकने का है।

2.1.94 — को **प्लम्बम (Plumbum-1M)** एक खुराक रोज तीन दिन के लिए दी और एक मिश्रण — **व्हाइट**

चेस्ट नट + मिमुलस + जैन्सियन + आलिव दिया। उस वक्त उसके मन में हर वक्त अपनी बीमारी का ध्यान, उसके बढ़ जाने का डर, कमजोरी और अपने आप पर ठीक होने का शक था।

9.1.94 — कमोडर बरार ने बड़ी तसल्ली से बताया कि बीमारी बढ़ने से तो रूक गई है। वही नुक्सा जारी रखा और उसे सुझाव दिया कि जो अंग्रेजी दवाइयाँ वह कई महीनों से ले रहा है उनको धीरे-धीरे कम करके छोड़ दे।

19.1.94 — **प्लम्बम** C.M. एक खुराक रोज तीन दिन के लिए दी और बैच दवाइयों का मिश्रण वही चालू रखा।

8.3.94 — सारी अंग्रेजी दवाइयाँ छोड़ने के बावजूद हालत में कोई बिगाड़ नहीं पड़ा। नुक्सा वही जारी रखा।

25.5.94 — डर और शक दोनों कम हो गये। फिर भी नुक्सा वही रखा।

13.12.94 — कलकत्ता से कमोडर बरार का फोन आया कि वह खुश है। आराम आने की गति तो बहुत धीमी है। परन्तु उसको यह तसल्ली है कि ये नामुराद बीमारी बढ़ने से रूक चुकी है और उसका ठीक काम चल रहा है। उससे दवाई का नुक्सा खो गया था इसलिए उसको वही नुक्सा लिखकर भेज दिया।

121. शुषीला 25 वर्ष, की माहवारी उसको बहुत तंग कर रही थी। उसका कोई समय न था कभी महीने में कई दिन लगातार रहती, कभी जल्दी समाप्त हो जाती। कभी दो हफ्ते बाद आ जाती कभी 6 हफ्ते लग जाते। पिछली बार जब उसने हरिद्वार जाने का प्रोग्राम बनाया। तो असमय माहवारी होने के कारण वह वहाँ न जा सकी। कई सालों से यह सिलसिला इसी तरह

चल रहा था। **ह्वाइट चेस्ट नट + स्क्लेरेन्थस** का मिश्रण तीन बार प्रतिदिन लगातार देने से दो महीने के बाद उसकी ये तकलीफ़ हमेशा के लिए समाप्त हो गई।

122. जे० के० धवन 55 वर्ष पिछले 4 साल से थोड़ा बहुत बीमार ही था और होम्योपैथिक ईलाज करवाता रहा। 16.4.94 उसको बहुत सख्त दर्द था जिसका आराम जोर से दबाने से होता था। उसको **कालोसिन्थ-200** दवाई दी गई।

17.4.94 — उसकी पत्नी ने बताया कि पिछली बार से मरीज को रत्तीभर भी फर्क नहीं पड़ा, वह सारी रात दर्द से छटपटाता रहा, सो न सका। दर्द वाली टांग को सारी रात दबाता रहा और यदि सेवा करने वाले को एक मिनट की झोंक भी आ जाती तो शोर मचा देता कि मेरा कोई हित नहीं। पास पड़ा हुआ पानी का गिलास खुद न उठाता। प्यास लगती तो दूसरे को बुलाना, क्रोध में झट लाल पीला हो जाता। मुँह से बात निकलते ही उसकी पूर्ति की इच्छा करना। उसको **चैरी प्लम** – असह दर्द + **इम्पेसेन्स** - बेसब्री + **चिकोरी** – नाजायज़ डिमाण्ड का मिश्रण तीन बार प्रतिदिन देने को कहा।

18.4.94 — अगले दिन ही धवन साहब की हालत सुधर गई। कल तो मेज पर पानी का गिलास भी उठाने के लिए तैयार नहीं थे और आज अपनी कार स्वयं चलाकर डिसपेन्सरी पहुँच गये। कहने लगे कि मुझे रात नींद भी आ गई और दिन को भी ठीक रहा, मगर शाम 4 बजे से टांग में दर्द महसूस कर रहा हूँ। मेरे कारखाने का काम 1.5.94 से शुरू हो रहा है। मुझे चिन्ता है कि अगर उस समय तक मैं बिलकुल ठीक न हुआ तो क्या होगा। एक

मिश्रण — **मिमुलस** + **ह्वाइट चेस्ट नट** + **चैरी प्लम** को देने से 4 दिन के बाद वो बिलकुल ठीक हो गये।

123. 6.4.94 रेशमी कोछड़ 41 वर्ष को पुरानी साइनस की तकलीफ़ थी। हर समय रेशा जुकाम और हल्का बुखार रहता था। काम करते जल्दी थक जाती, जैसे मौसम बदलता तकलीफ़ बढ़ जाती। सुबह उठते ही थकावट महसूस करती, चमड़ी का रोग अंग्रेजी दवाइयों से दबाया हुआ था।

6.4.94 — **सल्फर–1M** एक खुराक अंग्रेजी दवाइयों के जहर को काटने के लिए दी।

8.4.94 — **ट्यूबरकुलिन–1M** की एक खुराक दो दिन के लिए दी। ये हल्का लगातार बुखार और बहुत कमजोरी के लिए थी। उसके साथ चार दवाइयों का मिश्रण — **ह्वाइट चेस्ट नट** + **वालनट** + **आलिव** + **हार्नबीन** तीन बार प्रतिदिन लेने को कहा।

18.4.94 — को फोन आया कि अब मैं बिलकुल ठीक हो चुकी हूँ, न बुखार, न कमजोरी, न थकावट, क्या मैं दवाई बन्द कर दूँ। उसे सुझाव दिया कि जब तक शीशी में दवाई मौजूद है उसे लेते जाओ। इस दवाई को अधिक लेने से कोई बुरा असर नहीं होता।

124. 29.12.92 अंजली उम्र 16 वर्ष पढ़ाई में वही गल्तियाँ बार–बार करती। मेहनत करती मगर याद न रख सकती। परीक्षा का डर था।

चेस्ट नट बड + **स्कलेरेन्थस** + **मिमुलस** तीन बार प्रतिदिन एक हफ्ते के लिए दी। फिर एक हफ्ते के लिए यही दवा जारी रखी।

17.1.93 — पढ़ाई के लिए न बैठ सकती जल्दी ऊब जाती। फालतू विचार मन में घूमते रहते। आत्म-

विश्वास न रहा और परीक्षा का डर बदस्तूर कायम था। नुकसा बदल दिया — **आलिव + ह्वाइट चेस्ट नट + लार्च + मिमुलस** ये मिश्रण तीन बार प्रतिदिन दिया।

24.1.93 — अब अंजली पढ़ाई के लिए लगातार तीन घंटे बैठ सकती है। वाकी चिह्न वैसे ही कायम रहे। **हवाइट चेस्ट नट + लार्च + मिमुलस** तीन बार प्रतिदिन।

2.2.93 — पहले से बहुत आराम — वही नुकसा जारी रखा।

28.2.93 — अब परीक्षा की कोई चिन्ता न रही, आराम से पढ़ भी सकती थी और याद भी रख सकती थी। घबराहट भी नहीं थी। अब उसको अपनी शारीरिक तकलीफ़ की तरफ ध्यान गया। कभी-कभी उसको पुराने सिरदर्द का दौरा पड़ता था।

ह्वाइट चेस्ट नट + वालनट + चेरीप्लम तीन बार प्रतिदिन लेने के लिए बना दी।

27.3.93 — पिछला सारा महीना सिरदर्द नहीं हुआ। परन्तु अगले महीने वार्षिक परीक्षा से घवराहट शुरू हो गई। नये नुकसे में **ह्वाइट चेस्ट नट + वालनट + चैरी प्लम + मिमुलस + स्क्लेरेन्थस** लगातार देते रहे तो उसके पेपर भी अच्छे हुए और सिरदर्द भी न हुआ।

125. मिस सीमा कौर उम्र 20 वर्ष केरला (Kerala) में डेन्टिस ट्री का कोर्स कर रही थी। गर्मी की छुट्टियों में वह दिल्ली आई। मई के महीने में 40 घंटे की रेल यात्रा उसे ऐसे लगी जैसे वह तन्दूर में भुलस गई हो। जब गाड़ी के डिब्बे से बाहर निकली तो दिल्ली के सबसे गर्म दिन की लू चल रही थी। जब वह अपनी माँ के साथ अपने घर पहुँची तो रात के 10 बज चुके थे। कोई डॉक्टर

पास में नहीं रहता था। थकावट और गर्मी से उस पर मुर्दनी छाई हुई थी। गला सूख गया, बहुत दर्द और स्वांस रूक रहा था। हर तरफ से अपने आप को लाचार और बेबस महसूस कर रही थी। इस बेबसी की हालत में उसे कुछ याद आया। झट अपना बटुआ खोला एक शीशी निकाली और कुछ गोलियाँ मुँह में डाल ली। दस मिनट के बाद वह फ्रेश हो गई। न दर्द, न घबराहट, न स्वांस रूकने की चेतना। इस शीशी में **रेस्क्यू** दवाई थी। जो पिछली बार मेरे से लेकर गई थी।

126. नरेन्द्र कौर की माहवारी बहुत कष्टप्रद होती थी। असहदर्द चक्कर आने, जी-मिचलाना, कई बार वह दर्द से बेहोश भी हो जाती। माहवारी आने से कई दिन पहले उसको घबराहट शुरू हो जाती। एक शीशी में **मिमुलस** दवाई डाल दी और माहवारी शुरू होने के एक हफता पहले तीन बार प्रतिदिन लेने को कहा। दूसरी शीशी में एक मिश्रण **व्हाइट चेस्ट नट + वालनट + चैरी प्लम** दे दिया। ये दवाई तीन बार प्रतिदिन लगातार लेने को कहा — तीन महीने तक ये ईलाज चला। फिर दवाई बन्द कर दी।

127. 7.6.94 सुरिन्दर कौर 50 वर्ष कनैडा जाने के लिए तैयार बैठी थी। उसकी सीट 12.6.94 के लिए बुक हो चुकी थी। उसको कई तकलीफ़ें थी। माहवारी समाप्त होने का समय था। इसलिए उसका कोई निश्चित समय न रहा। कभी आगे कभी पीछे। दांत खराब थे और कनैडा से ये सन्देश आया था कि दांतों का इलाज भारत में करवा ले क्योंकि यहाँ बहुत मंहगा है। सारे शारीर में दर्द था अपनी गर्भवती लड़की को अकेले छोड़कर जाना था। उसकी चिन्ता थी। अपनी सेहत ठीक न थी। दिन रात उसकी चिन्ता रहती थी। हीनता के विचार हमेशा मन में आते थे। हर समय की उदासी रहती थी। अस्पताल में अपने सारे टेस्ट करवाये मगर कोई कमी न मिली। माहवारी समाप्त होने के समय के लिए

लैकेसिस (Lachesis) दवाई दी। एक मिश्रण पांच दवाइयों का तीन बार रोज लेने के लिए बना दी। **(1) ह्वाइट चेस्ट नट, वालनट, जैंन्सियन, मिमुलस, रेड चेस्ट नट** ये दवाई लेकर वो चली गई। बाद में मेरा सम्पर्क न हो सका।

128. 6.6.94 अशीष 4 वर्ष को भूख नहीं लगती। कोई चीज़ भी अच्छी नहीं लगती। पहले वह आइसक्रीम और टाफियां बहुत शौक से खाता था। मगर अब किसी चीज को देखने का भी जी न करता। तीन खुराक **विलो** लेने के बाद उसकी भूख वापस आ गई।

129. सपना 10 वर्ष को पुरानी खारिश की बीमारी थी। पिछले चार साल से गर्मी की ऋतु से उसके शरीर पर खारिश हो जाती और सर्दी के मौसम में ये अपने आप हट जाती। कई अंग्रेजी दवाईयाँ और मलहम प्रयोग किए मगर कोई आराम न हुआ। दो दवाईयों का मिश्रण **ह्वाइट चेस्ट नट + वालनट** तीन बार प्रतिदिन तीन महीने लगातार देनी पड़ी। जिससे खारिश में आराम आ गया।

130. 5.6.94 ओमवती को पिछले 6 साल से सांस की तकलीफ़ थी। जैसे मौसम बदलता तकलीफ़ बढ़ जाती। पहले गले में खराश शुरू होती फिर खांसी, फिर सांस की तकलीफ़ शुरू होती। मुँह और जीभ सूख जाती और बहुत प्यास लगती। किसी मानसिक सदमें के कारण उसकी माहवारी समय से पहले ही समाप्त हो गई थी। चार दवाइयों का मिश्रण बना दिया।

(1) स्टार आफ बीथलम – मानसिक सदमा।

(2) ह्वाइट चेस्ट नट – बार-बार वही तकलीफ़।

(3) वालनट – ऋतु बदलने पर तकलीफ़।

(4) क्रैब एपल – छुटकारा पाने की इच्छा।

ये मिश्रण तीन बार प्रतिदिन लेने से दो महीने बाद उसको पूरा आराम आ गया।

131. 30.6.94 तल्लीन कौर उम्र 16 वर्ष का गला बैठ गया। बड़ा जोर लगाने पर उसकी आवाज सुनाई देती। न तो वो धीरे बोल सकती और न ही वह लगातार कुछ समय के लिए बोलना जारी रख सकती। उसको डर लगने लगा कि कहीं उसकी आवाज हमेशा के लिए बन्द न हो जाए। वह ऐसी दवाई चाहती थी जिससे उसके बोलने के यन्त्र को ताकत मिले। पहले एक खुराक **कास्टिकम-200** दी। फिर एक मिश्रण **ह्वाइट चेस्ट नट + वालनट + मिमुलस + जैंन्सियन** का बना दिया। तीन बार प्रतिदिन लेने से उसको आराम आना शुरू हो गया। उसके मन से कभी न बोलने की शंका दूर हो गई। तो जैंन्सियन दवाई नुक्से से निकाल दी और उसकी जगह **आलिव** दवाई डाल दी। नया नुक्सा **ह्वाइट चेस्ट नट + वालनट + आलिव** तीन बार प्रतिदिन लगातार देने से दो हफ्ते में उसकी आवाज बिलकुल ठीक हो गई।

132. 15 वर्ष की शशी के लिए महावारी की क्रिया एक हौव्वा थी। बहुत दर्द के कारण कई बार उसे फिट पड़ जाते। माहवारी से पहले एक हफ्ता **मिमुलस** लेने के लिए कहा और एक मिश्रण, **ह्वाइट चेस्ट नट + वालनट + चैरी प्लम** लगातार तीन बार प्रतिदिन खाने को दिया। तीन महीने के ईलाज के बाद वह ठीक हो गई।

133. संयोगिता 22 वर्ष अपने गांव से दिल्ली ईलाज के लिए आई। एक साल पहले उसे टाइफायड बुखार हुआ। तब से ही वह बीमार है। बुखार रहता है, पीठ में दर्द, पेट में गैस हाथ पांव सो जाते। तुरन्त थक जाती अब तक सारा ईलाज अंग्रेजी हुआ। डॉक्टरी टेस्ट सारे ठीक हैं। अंधेरे और अकेलेपन से बहुत डरती है। स्वभाव की बहुत खुदपसन्द है। कोई भी उसे अच्छा नहीं लगता। घर में किसी रिस्तेदार का आना उसे पसन्द नहीं।

16.5.94 — **सल्फर-1M** तीन बार रोज तीन दिन के लिए अंग्रेजी दवाइयों के असर को काटने के लिए दी।

23.5.94 — **टाइफाइडेनम-1M** मियादी बुखार के रह गये असर को दूर करने के लिए दी और चार दवाइयों का मिश्रण बना दिया **ह्वाइट चेस्ट नट + मिमुलस + आलिव + विलो**।

31.5.95 — बुखार हट गया, खांसी भी बहुत कम हो गई। एक खुराक **कार्बोवेज-1M** दी और उपरोक्त नुक्सा जारी रखा।

9.6.94 — बुखार नहीं खाँसी हट गई और डर दूर हो गया। नुक्सा बदल दिया – **ह्वाइट चेस्ट नट + आलिव + विलो** तीन बार प्रतिदिन दी।

18.6.94 — शारीरिक तौर पर लगातार आराम स्वभाव में नरमी हो गई। अब वह रिस्तेदारों और पड़ोसियों से खुलकर बात कर सकती। वही दवाई जारी रखी।

15.7.94 — को वह धन्यबाद करने आई कि अब मैं बिलकुल ठीक होकर घर जा रही हूँ। एक महीने की और दवाई साथ लेकर गई।

134. 21.6.94 हरप्रीत कौर 20 वर्ष एक संयुक्त परिवार में रहती थी। कुछ दिन पहले उसके ससुर का बटवारा अपने बड़े भाई से हो गया। सुलह सफाई से सारा काम हो गया और दोनों के परिवार उसी कोठी के अलग-अलग हिस्सों में रहने लग गये। परन्तु जब भी उसकी दो वर्ष की बच्ची पहले की तरह साभे किंचन में ठण्डा पानी लेने के लिए फ्रिज खोलती तो दूसरे पक्ष की नौकरानी बच्चे को डांट देती। हरप्रीत कौर को ये बात बर्दास्त न होती। मगर कर कुछ न सकती अपने अन्दर दम्भ और गुस्सा दबाए जाती। हर समय अपनी बेबसी का विचार दिल में रहता। नौकरानी से भी डर लगता। अब वह बिलकुल निराश हो गई कि ये हालत कभी भी नहीं सुधर सकेगी। उसके हाथों पर हर तरफ छोटे-छोटे दाने हो गये जिसमें बहुत खुजली

होती थी। बेचारी इस दुख को सहने पर मजबूर थी। चार दवाइयों का मिश्रण — **ह्वाइट चस्ट नट + मिमुलस + गार्स + एग्रीमनी** तीन बार प्रतिदिन लेने के लिए बना दी।

30.6.94 —— हरप्रीत कौर बड़ी खुश-खुश वापस आई, अपने हाथ सामने फैला कर दिखाने लगी कि देखो ये बिलकुल साफ हो गये, कोई रैश नहीं, कोई खारिश नहीं और अब मुझे किसी का डर भी नहीं। परन्तु मेरे छोटे बेटे को बिलकुल भूख नहीं लगती इसकी बहुत चिन्ता है। पहला मिश्रण एक महीने के लिए और **रेड चेस्ट नट** चार दिन के लिए बना दी, तो वह बड़ी तसल्ली से और खुशी-खुशी अपनी ससुराल वापस चली गई।

135. जब जसलीन कौर के देवर की शादी हुई तो उसकी सास कैंसर से मरने के करीब थी। जसलीन की देवरानी नई-नई कॉलेज से निकली थी। सास के मरने पर घर की सारी जिम्मेदारियों का बोझ जसलीन पर पड़ गया। किचन का सारा काम मेहमानों की देखभाल, अपने एक साल के छोटे बच्चे की देखभाल। ये सब कुछ जसलीन को ही करना पड़ता। देवरानी तो किसी काम में हाथ न बटा सकती; जसलीन थक जाती। ऊब जाती परन्तु किसी के सामने अपनी मजबूरी जाहिर न करती, अन्दर के दुख को झूठी मुस्कान के नीचे छुपाए रखती। **एग्रीमनी** दवाई की तीन खुराक प्रतिदिन देने से तीन दिन में उसकी मानसिक अवस्था ठीक हो गई।

136. बन्ता सिंह 30 साल का पुराना ड्राइवर, एक नई एम्बेस्डर कार 60 मील की रफतार से बड़ी सड़क पर चला रहा था। सड़क दूर-दूर तक खाली दिखाई देती थी। एक गाँव के दो लड़के सड़क के किनारे जा रहे थे। पता नहीं उनको क्या सूझी कि दोनों कार के सामने से आकर भागकर सड़क पार करने लगे।

गाड़ी बड़ी थी और तेज थी उसने दोनों लड़कों को उठाकर फेंका। उन लड़को का क्या हुआ ये बन्ता सिंह को कुछ मालूम नहीं। उस समय तो उसने गाड़ी और तेज की और भाग गया। मगर घर लौटने के बाद, उसको गाड़ी में बैठना मुश्किल हो गया। जब ड्राइवर की सीट पर बैठता तो वही दृश्य उसकी आँखों के सामने आ जाता। दो लड़कों का गाड़ी से टकराना और उसका जान बचाकर वहाँ से भागना। ये दृश्य उसको बेहाल कर देता। डर कर सीट से उठ जाता। **राक रोज + व्हाइट चेस्ट नट** का मिश्रण चार बार प्रतिदिन लगातार एक हफ्ता लेने से उसका मानसिक सन्तुलन ठीक हुआ।

137. जसवीर सिंह 25 वर्ष ने थोड़े दिन ही पहले अपना खानदानी काम, टेन्ट लगाना, शुरू किया। वह हमारे पास अपने मानसिक ईलाज के लिए आया। उदासी, डर, आत्मविश्वास हर समय निगेटिव सोच ने उसको और उसके परिवार को परेशान कर रखा था। उसको एक मनोवैज्ञानिक डॉक्टर के पास ले गये। उसकी दवाई से जसबीर की नब्ज की गति बढ़कर 125 हो गई। डर और घबराहट पैदा हो गई ये सारा किस्सा 15.8.92 को शुरू हुआ। जब कि उसके कारोबार का बुरा समय था। जहाँ भी वह किराये के तम्बू लगाते। तम्बू गिर जाते। पैसे व सामान दोनों का नुकसान होता और बदनामी होती। जसबीर सिंह के नौकर ने उसे सुझाव दिया कि पास वाली दरगाह पर प्रसाद चढ़ाओ और पीर जी से दुआ मांगों। पहले तो जसबीर सिंह ने न कर दिया, फिर कुछ सोचकर प्रसाद के लिए पैसे दे दिये। परन्तु आप स्वयं नहीं गया। अब उसके मन में ये डर बैठ गया है कि उससे पीर की ही बेअदबी हुई है और यही विचार उसे दिन-रात परेशान करते।

व्हाइट चेस्ट नट + मिमुलस + लार्च + जैंन्सियन तीन बार प्रतिदिन देने से वह एक हफते में ठीक हो गया और अपने काम में लग गया।

138. 18.7.94 अहमदाबाद के एक डॉक्टर ने मेरे पास से एक केस की राय मांगी। एक मरीज मिस्टर जैकब 44 वर्ष शादी-शुदा, एक बेटा, बहुत शरीफ चुपीता (शान्त बहुत कम बोलने वाला) धार्मिक, अर्न्तमुखी की मानसिक अवस्था में पिछले आठ साल से बिगाड़ पैदा हो गया। बिना किसी कारण के उसे महिलाओं की छाती देखने की आदत पड़ गई। जब भी वह किसी महिला को देखता उसकी नजर सीधी उसकी छाती की तरफ जाती। महिला तुरन्त अपनी साड़ी का पल्लू ठीक करके अपनी छाती ढक लेती। श्री जैकब झेंप जाता। जब वह किसी औरत के सामने जाये उसको शर्मिन्दगी उठानी पड़ती। वह लाख कोशिश करने पर भी अपनी इस कमजोरी पर काबू न पा सकता। उसने काला जादू वालों की मदद भी ली पर सफलता न मिली। अन्त में जहाँ तक मुमकिन हो उसने औरतों के सामने जाना ही छोड़ दिया। मगर ये सम्भव नहीं; दफ्तर में, दुकान पर, रिस्तेदारी में, पडोसियों के साथ स्कूल में मैडम के साथ बात तो करनी ही पड़ती। साथ ही ये इस मर्ज का ईलाज तो नहीं था। जब वह सभी प्रकार से मायूस हो जाता है तो आत्महत्या का विचार आता है। उसके लिए निम्न नुकसा तैयार किया।

(1) **ह्वाइट चेस्ट नट** — बार-बार स्त्रियों की छाती देखने की आदत।

(2) **चैरी प्लम** — उसके मन का कन्ट्रोल न रख पाना।

(3) **मिमुलस** — किसी से भी मिलने का डर।

ये तीनों दवाइयाँ तीन बार रोज लगातार देने को कहीं।

139. मधु 45 वर्ष को पिछले 5 वर्ष से आमासय के नीचे भाग में जलन होती। एक दो घूँट ठण्डा पानी या ठण्डा दूध पीने से आराम आता, पेट में गैस बनती ऊपर चढ़ती और सिरदर्द हो जाता। थोड़ी हींग खाने से इस पर नियन्त्रण हो जाता। दस साल पहले उसे लगातार बुखार 5 वर्ष तक आता रहा। यूट्रस निकाल देने से ही ये बुखार गया। 19 वर्ष की उम्र में उसकी शादी हुई

और एक साल के बाद बच्चा पैदा हुआ। बच्चा पैदा होने के पांच दिन बाद नर्वस ब्रेक डाउन हो गया और उसे 6 महीने अस्पताल में रहना पड़ा, दो बार उसका गर्भ गिर चुका था। पिछले कई साल से उसके घुटनों में दर्द है जो किसी ईलाज से ठीक नहीं हुआ। अब उसे इस दर्द के ठीक होने की उम्मीद भी नहीं रही। गैस की तकलीफ़ भी बहुत पुरानी है। आँखों के आस-पास काले घेरे पड़े हुए हैं। पिछले बीस साल से लगातार एलोपैथिक ईलाज हो रहा है। अंग्रेजी दवाइयों से तंग आ चुकी है और भविष्य के लिए डर रहता है।

24.7.94 — **सल्फर-1M** तीन बार प्रतिदिन तीन दिन के लिए दी और एक मिश्रण – **गार्स** (नाउम्मीदी) + **मिमुलस डर** + **ह्वाइट चेस्ट नट** + **वालनट** + **क्रैब एपल,** प्रतिदिन तीन बार दिया।

26.7.94 — नाउम्मीदी हट गई गैस नहीं रही, घुटने का दर्द शेष है। किसी समय भी बिना कारण के सारे शरीर पर पसीना आता। बहुत कमजोरी महसूस होती। **गार्स** और **मिमुलस** को हटाकर इसकी जगह **एस्पन** और **आलिव** मिला दी।

1.8.94 — सभी पुरानी तकलीफ़ें हट गई ओर मधु और उसका सारा परिवार अंग्रेजी ईलाज छोड़कर होम्योपैथिक ईलाज करने लगे।

140. पप्पू जग्गी पिछले तीन दिन से दफ्तर नहीं गया। वह अपनी स्वर्गवासी माता के मृतक शरीर के सिरहाने सारी रात बैठा रहा था और जब से वो मरघट से अन्तिम संस्कार करके आये तब से वह सफेद चद्दर में लिपटा हुआ मृतक शरीर हर समय उसकी आँखों के सामने रहता। उसका अपनी माता के साथ बहुत लगाव था और उसके बिछड़ने से बहुत दुःख हुआ। उसे बहुत कमजोरी महसूस हुई।

ह्वाइट चेस्ट नट + चिकोरी + आलिव का मिश्रण तीन बार प्रतिदिन देने से वह तीन दिन में ही ठीक हो गया।

141. तरलीन कौर को बहुत भयानक सपने आते थे। कोई खतरनाक दृश्य बार-बार सपने में आये तो उसकी नींद उखड़ जाती थी। **ह्वाइट चेस्ट नट + राक रोज** का मिश्रण तीन बार रोज दो दिन लेने से सपने बन्द हो गये। फिर भी यही नुकसा सात दिन जारी रखा।

142. सुदेश छाबड़ा 55 वर्ष का माइग्रेन काफी ईलाज के बाद ठीक हो गया था। अब उसकी पोती पैदा हुई जिसकी दो अंगुलियाँ नहीं थी। उसके मन में डर बैठ गया कि इस कन्या का भविष्य क्या होगा। पुराना माइग्रेन फिर जागृत हो गया।

ह्वाइट चेस्ट नट + मिमुलस का मिश्रण तीन बार प्रतिदिन दो हफ्ते के लिए दिया। माइग्रेन और मानसिक दुख दोनों दूर हो गये।

143. 31.8.95 मनप्रीत कौर उम्र 26 वर्ष को वायरल बुखार होकर हट चुका था, मगर उसके बाद उसको बहुत कमजोरी हो गई। कुछ करने की हिम्मत ही न रही, थोड़ी खांसी भी बाकी रह गई। **सेन्टौरी (Cetaury)** दवाई तीन बार प्रतिदिन एक हफ्ते के लिए दी। तो बीमारी के बाद रह गई छोटी-मोटी तकलीफ़ें और कमजोरी दूर होगा गई।

144. 6.10.95 डिम्पल 23 वर्ष को 6 महीने का गर्भ था। पांव में थोड़ी सूजन भी आ गई। कमजोरी भी थी। सबसे दुख वाली बात ये थी कि उन दिनों सूर्य ग्रहण लगने वाला था और उसके मन में ये वहम ठहर गया था कि छोटी-मोटी भूल से भी बच्चे को ग्रहण लग जायेगा। यह भ्रम और डर 24 घंटे उसके मन में रहता — **वालनट + अलिव + मिमुलस** इन तीन दवाइयों का मिश्रण तीन बार प्रतिदिन लेने से एक हफ्ते में उसके मन की दशा ठीक हो गई।

145. 2.9.95 एस० पी० सिंह को फालिस का दौरा पड़ने के बाद कई दिन अस्पताल में रहना पड़ा। बहुत कमजोरी और शुगर के कारण उसने अपने पर भरोसा छोड़ दिया। अपने घर पर बहू की बदसलूकी से उसको इससे घृणा हो गई। उसे शक हो गया कि वह कभी ठीक भी हो सकेगा। स्वभाव में बहुत खीझ आ गई। एक मिश्रण —

होल्ली + जैन्सियन — और दूसरा मिश्रण

लार्च + आलिव + इम्पेसेन्स

तीन बार प्रतिदिन एक महीने के लिए दिया कुछ आराम हुआ। यही मिश्रण दो महीने के लिए बना दिया।

146. 2.9.96 जगजीत कौर अपने बहनोई के अन्तिम संस्कार में शामिल होने के लिए भटिन्डे से दिल्ली आई। वहाँ वह अपना ईलाज होम्योपैथी से करवा रही थी। कुछ दिन पहले उसे वायरल बुखार हुआ जो अंग्रेजी दवाइयों से दवाया जा चुका था। उसके फलस्वरूप अब उसके अन्दर बलगम पैदा होती। जब खाने बैठती तो रेशे से गला भर जाता, यहाँ तक व्रश करती, गला साफ करती फिर खाना शुरू करती। बेचारी बहुत दुखी थी। पहले एक खुराक **सल्फर- 1M** दी ताकि अंग्रेजी दवाइयों का असर समाप्त हो सके। उस वकत तो उसके मन की अवस्था ये थी कि जब भी खाने का ध्यान आता, बलगम के बारे में भी ध्यान आ जाता। मन में डर बैठ गया कि जब भी खाने बैठूँगी बलगम जरूर बनेगी। इस गन्दी आदत से छुटकारा पाने की इच्छा थी। एक मिश्रण **ह्वाइट चेस्ट नट + मिमुलस + क्रैब एपल** तीन बार प्रतिदिन खाने के लिए बना दी।

147. प्रोफेसर अमरनाथ मेरा पडोसी था। बहुत लायक और सुलझा हुआ इन्सान था, परन्तु बहुत बहमी था, दिन को दवाई दी और उसके गले की दुखन और रेशा ठीक हो गया। शाम को कहने

लगा कि अगर रात को ये तकलीफ़ हो गई फिर मैं क्या करूँगा। **मिमुलस + क्रैब एपल** — दो बार देने से उसकी रात आराम से कट गई और कोई परेशानी न हुई।

148. मनदीप सिंह 8 साल रात को आराम से न सो सकता। सारी रात बिस्तर पर इधर-उधर घूमता रहता। घर में कोई आदमी उसको अपने साथ सुलाने को तैयार न था। **स्कलेरेन्थस** दवाई देने से दो तीन दिन तो उसे आराम रहा, परन्तु फिर वही तकलीफ शुरू हो गई। इसके बाद **स्कलेरेन्थस + इम्पेसेन्स** का मिश्रण तीन बार प्रतिदिन देने से 4 दिन के बाद मनदीप आराम से रात को सोने लगा।

149. जतिन्दर उम्र 16 वर्ष रात सो न सका, बिस्तर में लेटा रहा आँखें खुली रही और मुँह से कुछ बड़बड़ाता रहा। सुबह नाश्ता न लिया, कहने लगा भूख नहीं। उसके बाबा को इसका बहुत ख्याल था। जतिन्दर को अपने पास बुलाया और बड़े प्यार से उसके रोग का कारण पूछा। वह कहने लगा कि मेरे माँ-बाप मुझे मोटर-साइकिल नहीं चलाने देते, जबकि हमारे पड़ोसी का लड़का जो दो साल हमसे छोटा है फिर भी कार घुमाता रहता है। मुझे अपने माता-पिता से बहुत घृणा हो गई है। दादा जी ने **होल्ली** की तीन खुराक दे दी, ताकि उसके अन्दर की घृणा का जहर समाप्त हो और फिर आराम से उसे समझाया कि तेरे माँ-बाप पड़ोसियों से अधिक समझदार है। उन्होंने यह रोक तेरे भले के लिए ही लगाई है।

150. पुरषोत्तम अपने मालिक का कोई जरूरी सन्देश देने के लिए ऊपर गया। लिफ्ट से निकला तो उसका मन खाली हो गया। वह ये भी न सोच सका कि वह किस लिए ऊपर आया है। मायूस होकर नीचे अपने कमरे में चला गया और अपने आप को कोसने लगा। जब उसको याद आया कि वह किस काम

के लिए ऊपर गया था तब तक बहुत देर हो चुकी थी। एक बार पहले भी उसके साथ ऐसा वाक्य हो चुका था।

ह्वाइट चेस्ट नट तीन बार प्रतिदिन एक हफ्ता देने पर उसकी ये तकलीफ़ ठीक हो गई।

151. तनशेर सिंह 3 वर्ष को अपने माता-पिता से बहुत मोह था। यदि उसका पिता दो-तीन दिन के लिए बाहर चला जाये तो वह बीमार हो जाता और माता किसी दूसरे बच्चे को गोद में उठा लेती तो शोर मचा देता। उसकी माता को आठ महीने का गर्भ था और उसको फिक्र हो गई कि दूसरा बच्चा आने पर तनशेर का क्या होगा। तनशेर को **चिकोरी** तीन खुराक रोज एक हफ्ते के लिए दी ताकि उसकी माता-पिता से मोह कम हो जाय। इसके बाद एक हफ्ते के लिए **होल्ली** तीन बार प्रतिदिन दी, ताकि वो नये बच्चे के पैदा होने पर उससे ईषा का बर्ताव न करें।

152. गुलाब देवी के ऊपर के मकान का फलैट खाली हुआ तो उसने किराये पर किसी को नहीं दिया। वह स्वयं नीचे रहती थी। उसके स्वभाव में वहम कूट-कूट कर भरा हुआ था। हर समय यही डर रहता कि ऊपर वाले फलैट में कोई आदमी छुपा बैठा है। ऊपर जाती कि सारे ताले खोल कर देखती कि सारे कमरों की खिड़कियाँ बन्द हैं। नीचे आकर फिर नौकर को भेजती कि सब ताले खींच कर देख आओं, कि ठीक से बन्द हैं या नहीं।

मिमुलस (डर) + **लार्च** (आत्मविश्वास में कभी) का मिश्रण तीन बार प्रतिदिन लेने के लिए दी। 15 दिन के बाद उसका डर तो समाप्त हो गया। इसके बाद केवल लार्च दवाई जारी रखी, दो महीने लगातार देने पर आत्मविश्वास पैदा हुआ।

153. 24.8.94 को संजय (20 वर्ष) निरंकारी सन्त भवन ऋषिकेष से आया। उसके मन में बहुत उलझन थी। वह बहुत जल्दी अमीर बनना चाहता था। उसके पिता ने बहुत रकम खर्च करके उसे इंजीनियरिंग कॉलेज में एडमीशन दिलवाया था। उसने वह कॉलेज छोड़कर जूडो-कराटे, का कोर्स शुरू कर दिया। इसके साथ ही कमप्यूटर कोर्स का भी फार्म भर दिया और साथ ही टेलीविजन कोर्स करने के लिए तैयार हो गया। उसका पिता तंग आकर उसे हमारे पास ले आया। **स्कलेरेन्थस** (दिमागी उलझन) + **वाइल्ड ओट** (ठीक काम न सूझना) का मिश्रण एक हफ्ते के लिए दिया।

9.9.94 — बहुत आराम महसूस हुआ यही नुकसा जारी रखा।

29.9.94 — उसकी माता अपना धन्यवाद कहने स्वयं आयी कि बच्चे को बहुत आराम है। दवाई जारी रखी।

9.10.94 — संजय और उसका पिता दोनों आये कि संजय अब बिलकुल ठीक है। उसके मन में कोई उलझन नहीं और वह वापस अपने कॉलेज में पढ़ाई पूरी करने चला गया और दवाई की जरूरत न रही।

154. जैस्मीन 42 वर्ष की माहवारी बेवक्त होने लगी और उसके सारे शरीर में दर्द शुरू हो गई। पहले एक खुराक **लैकेसिस-200** दी ताकि माहबारी समाप्त होने के समय की तकलीफों से बच सके। एक मिश्रण – **स्कलेरेथस** – महावारी का असमय होना, **वालनट** – पुरानी क्रिया को हटाने के लिए लगातार दो महीने दिया और उसका ये समय ठीक-ठीक गुजरा।

155. मिन्नी को ये तो पता था कि बच्चे को दांत निकालने के समय **कल्केरिया फॉस** दवाई की जरूरत होती है। उसको अपने निजी अनुभव से बैच फलावर रैमेडीज़ पर बहुत विश्वास था। वो अपने बच्चे को कोई और दवाई नहीं देना चाहती थी। उसे

अपने बच्चे के लिए दांत निकलते समय **वालनट** दवाई दो बार प्रतिदिन का सुझाव दिया। यही दवाई देने से बच्चे के दांत निकलने में कोई कष्ट न हुआ।

156. गोलू उम्र दो वर्ष को जांघ के अन्दर की तरफ रैश हो गई जो **बैलाडोना-30** देने से ठीक हो गई। एक हफ्ते के बाद उसके सारे शरीर पर रैश हो गई जिसमें खारिस थी। उसकी माता को भी पुराना चर्मरोग था। **व्हाइट चेस्ट नट + वालनट** का मिश्रण तीन बार प्रतिदिन एक हफ्ते के लिए दिया। आराम आया तो यही नुक्सा दो महीने के लिए जारी रखा।

157. रानी धवन ने अपनी हालत यों बयान की 'मेरा सारा शरीर दुखता है। बहुत भूख लगती है कुछ खाऊँ तो पेट फूल जाता है, न खाऊँ तो कमजोरी रहती है। बिस्तर में लेटूँ तो सुस्ती और आलस लगता है और उठूँ तो लेटने को मन करता है। दिन में हर समय आलस लगता है दिन में हर समय आँखों में नींद सी भरी रहती है। परन्तु अगर सोने की कोशिश करूँ तो आँखे भी बन्द नहीं कर सकती। समझ में नहीं आता कि मैं क्या करूँ।'

इस उल्टी-पुल्टी मन की अवस्था को ठीक करने के लिए सिर्फ तीन खुराक स्क्लेरेन्थस की देनी पड़ी।

158. श्रुति 4 वर्ष को भूख नहीं लगती, वह दही, टाफियाँ, आइसक्रीम, कोका-कोला तो बड़े आराम से ले सकती है। परन्तु साधारण भोजन रोटी, सब्जी के लिए कोई भूख नहीं। **विलो** – दवाई तीन बार प्रतिदिन लेने से दो दिन में उसकी भूख ठीक हो गई।

159. दीपक उम्र 13 वर्ष काफी समझदार और होशियार लड़का है। पढ़ाई में भी ठीक है और सेहत भी ठीक है। परन्तु स्कूल में सिर्फ पढ़ाई करता है और किसी कार्य, जैसे खेलकूद, किसी

दिमागी या शारीरिक व्यायाम आदि में हिस्सा नहीं लेता। वह हर काम करने के योग्य है। परन्तु आत्मविश्वास की कमी के कारण वह किसी तरह से अन्य कार्यों में कामयाब न हो सका। उसके माता-पिता बहुत चिन्तित थे कि आज के कमप्यूटर युग में इस बच्चे का भविष्य क्या होगा जो किसी काम को शुरू करने से ही कतराता है।

लार्च — दवाई तीन बार प्रतिदिन लगातार 4 हफ्ते देने से वह सभी कार्यों में भाग लेने लगा।

160. सुशील कौर 75 वर्ष को कभी-कभी शाम को चार बजे सांस की तकलीफ़ हो जाती। इनहेलर मशीन की मदद से आराम आ जाता। पिछले कुछ दिनों से ये तकलीफ़ बार-बार होने लगी, तो वह चार बजे से पहले ही इस दौरे का इन्तजार करने लग जाती। उसको ये डर हो गया कि वह किसी वकत एक दम सांस बन्द होने से मर सकती है। उसको ये शिकायत थी कि उसकी सन्तान जिसको उसने बड़ी मेहनत और लगन से पाला था वह उसकी परवाह नहीं करती। कई बार वह रो पड़ती और अपनी हालत पर दुख प्रकट करती।

ह्वाइट चेस्ट नट + **मिमुलस** + **चिकोरी** तीन दवाइयों का मिश्रण एक महीने लगातार देने से वह बिलकुल ठीक हो गई न सांस की तकलीफ़ रही न मन की परेशानी।

161. नीलम 34 वर्ष को अपनी माता के साथ बहुत प्यार था। 10 महीने पहले जब उसकी माता का देहान्त हुआ तो उसने अपना आपा खो दिया। कई दिन तो दिन-रात रोती रही और फिर एक दम उसने प्रत्येक वस्तु का लगाव त्याग दिया — पति, बच्चे अपनी सम्पत्ति किसी चीज से मोह न रहा। एक ही इच्छा मन में रह गई, मर जाने की इच्छा। वह किसी को अपना दुख न बताती और न ही स्वयं डॉक्टर के पास ईलाज के लिए जाती। पहले

उसे एक खुराक **इग्नेशिया (C-M)** दी, फिर तीन दवाइयों का मिश्रण –

(1) **वाइल्ड रोज** – वे लगाव की स्थिति

(2) **स्वीट चेस्ट नट** – बहुत दुखदायी हालत

(3) **एग्रीमनी** – दुख अन्दर-अन्दर पीना

एक हफ्ते के लिए दी, काफी आराम महसूस हुआ तो यही नुक्सा एक महीने जारी रखा।

162. विन्नी (18 वर्ष) कॉलेज से वापस आई तो सीधी चारपाई पर लेट गई। कहने लगी कि सिरदर्द है, चाय भी नहीं पी, कहने लगी कि कॉलेज में भी सिरदर्द था। सिरदर्द तेज तो नहीं लेकिन लगातार दर्द हो रहा है। उसकी बात से ये सिद्ध हुआ कि तेज सिरदर्द की वजह से वो परेशान नहीं है। वह तो लगातार सिरदर्द की चेतना से परेशान है जिसको वह हटाना चाहती है। उसको तीन खुराक **क्रैब एपल** की बना दी, परन्तु वो पहली खुराक लेने के 10 मिनट बाद ही वो उठ गई और प्रतिदिन की तरह काम में लग गई।

163. कमलेश गुप्ता 54 वर्ष को बार-बार पेशाब आ रहा था और पानी की प्यास भी बार-बार लग रही थी, वह शुगर का मरीज था और उसके लिए अंग्रेजी दवाई ले रहा था। उसको 9 खुराक **चैरी प्लम** – प्रतिदिन तीन बार लेने के लिए तीन दिन के लिए दी, उसको पहले ही दिन दवाई से आराम आना शुरू हो गया और तीन दिन में ठीक हो गया।

164. गुड्डी को सुबह से पेट में कुछ बेचैनी सी थी। इसलिए उसने सुबह नास्ता नहीं लिया और अब भूख सता रही थी। खाना खाने से डरती। पहले एक खुराक **क्रैब एपल** बेचैनी की चेतना को दूर करने के लिए दी, फिर एक खुराक **मिमुलस** डर को दूर करने के लिए दी। 15 मिनट बाद गुड्डी खाना खा रही थी।

165. गोपाल दास 60 वर्ष आज अपनी दुकान पर जाने से संकोच कर रहा था। वह सहमा हुआ था। कल तो जब दुकान की गद्दी पर बैठा हुआ था। तो उसने कुछ अजीब दृश्य देखे। पहले उसको एक भूत का साया दाहिनी तरफ से बांयी तरफ को जाता दिखाई दिया। फिर उसको एक सांप उसकी गद्दी के नीचे जाता हुआ दिखाई दिया। फिर उसे एक अजीब सी शकल अपने पास आती दिखाई दी और ये सब कुछ उस वक्त हुआ जब वह पूर्ण जागृत अवस्था में था और अपने ग्राहकों से बातचीत कर रहा था। इस अकारण घबराहट के लिए उसको **एस्पन** की तीन खुराके 10-10 मिनट के बाद दी। गोपाल दास बिना संकोच के उठ कर दुकान पर चल दिया।

166. जसलीन 20 वर्ष के लिए माहबारी का समय बहुत कठिन होता है। हर बार बहुत दर्द होता और उसको **मैग फास** दवाई देनी पड़ती। माहवारी आने के कई दिन पहले डर लगना शुरू हो जाता। एक शीशी में **मिमुलस** दवाई दी कि माहबारी से एक हफ्ता पहले तीन बार प्रतिदिन लेना। दूसरी शीशी में तीन दवाइयों का मिश्रण –

(1) ह्वाइट चेस्ट नट

(2) वालनट

(3) चैरी प्लम

ये लगातार प्रतिदिन तीन बार लेने को कहा। ये ईलाज तीन महीने जारी रहा।

167. आरती 23 वर्ष ने पिक्चर में बच्चा जनने के समय गर्भवती की दशा देखी। दर्द से लोट-पोट होते देखा था। अपने मायके में वो बड़े लाड़प्यार से पली थी। कोई दुख तकलीफ़ न देखी थी। अब जब उसके अपने अन्दर गर्भ ठहर गया और उल्टिओं का दौर शुरू हुआ तो वह बहुत घबराई। बच्चा जनने की पीड़ा

का दृश्य जो उसने पिक्चर में देखा था बार-बार उसकी आंखों के सामने आ रहा था। वो इस कष्ट से बचने के लिए गर्भ गिराना चाहती थी। परन्तु उसका पति और ससुराल वाले नये बच्चे के आने की खुशी में फूले न समाते थे। विचारी आरती दो दलीलों में पड़ गई। गर्भ पाले या गर्भ हटाए। उसको दो दवाइयाँ – **(1) स्क्लेरेन्थस** – दो दलीली, **(2) राकरोज** – बहुत खौफ (डर) तीन बार रोज़ लेने को दी, जिससे उसकी दो-दलीलों और खौफ दोनों हट गए और उसने खुशी-खुशी एक खूबसूरत बालक को जन्म दिया।

168. मिनी 18 वर्ष को बचपन से ही रेशा जुकाम रहता था। ये बीमारी उसको विरासत में अपने माता-पिता से मिली थी। उसका पिता, दादा और भाई सब इसी बीमारी के शिकार थे। काफी ईलाज कराने पर वह ठीक न हो सके। होम्योपैथी ईलाज से कुछ आराम मिलता मगर पूरे तौर पर कभी भी ठीक न होते।

ह्वाइट चेस्ट नट + वालनट + क्रैब एपल – लगातार 6 महीने देने के बाद उनकी सारी तकलीफ ठीक हो गई।

169. कमल कौर उम्र 6 वर्ष को अपनी दादी से बहुत प्यार था। दो हफ्ते पहले उसकी दादी का देहान्त हो गया। तब से ये बच्ची बहुत उदास रहती। पिछले कुछ दिनों से वह शाम को 6 बजे रोना शुरू कर देती। किसी प्यार दिलासे से चुप नहीं होती रोते-रोते ही बिस्तर में सो जाती। ये कहती है मुझे बहुत डर लगता है। दादी के मरने से पहले उसको कभी ऐसी तकलीफ़ न हुई। पहले एक खुराक **फॉस्फोरस-1M** इस चिह्न पर दी कि शाम को 6 बजे अंधेरा होने के समय उसको डर लगता था। फिर तीन दवाइयाँ – **ह्वाइट चेस्ट नट + मिमुलस + चिकोरी** तीन बार प्रतिदिन देने से दो दिन में वह ठीक हो गई।

170. गुनील सिंह उम्र 10 वर्ष को बचपन से अस्थमा की शिकायत थी। एलोपैथिक ईलाज, विक्स इनहेलर, देशी और होम्योपैथिक ईलाज कराए, आराम न आया। जब उसका इलाज बैच फलावर रैमेडीज़ से शुरू किया तो उसको ये तसल्ली दी कि इन दवाइयों के साथ आप अगर कोई दूसरी दवाई देनी चाहो तो वह भी दे सकते हो, जब सांस की ज्यादा तकलीफ़ हो तो कोई दूसरी दवाई या इनहेलर भी प्रयोग में ला सकते हो। परन्तु इस दवाई की तीन खुराक लगातार प्रतिदिन लेनी है। **ह्वाइट चेस्ट नट** + **वालनट** + **क्रैब एपल** का मिश्रण रोज़ तीन बार लेने से बीमारी के दौरे घट गये और दौरे की गति में भी कमी आती गई। अंग्रेजी दवाई बिलकुल छूट गई। ईलाज 13 महीने चला।

171. कमोडर पी० कुमार को पुरानी कब्ज़ और गैस की तकलीफ़ थी। हार्निया था, स्वाभाव बहुत चिड़चिड़ा हो गया था, छोटी-छोटी बात पर गर्म हो जाता था।

ह्वाइट चेस्ट नट + **क्रैब एपल** + **इम्पेसेन्स** तीन बार रोज़ देने से दो हफ्ते बाद उसके स्वभाव में फर्क पड़ना शुरू हो गया गैस की तकलीफ़ भी कम हो गई। यही दवाई दो महीने के लिए बना दी, अपनी ड्यूटी पर वापस जाने के समय पी० कुमार इस दवाई का नुक्सा अपने साथ ले गये।

172. मीनू चोपड़ा को ये अहसास हो गया कि उसको जल्दी क्रोध आ जाता है और डर लगने लगा कि संयुक्त परिवार में इसके परिणाम काफी बुरे भी हो सकते हैं। ये समझते हुए भी उसका अपने क्रोध पर कोई काबू न था। **चैरी प्लम** + **मिमुलस** तीन बार प्रतिदिन लेने से दो दिन में ही उसने अपने क्रोध पर काबू पा लिया।

173. नीलम चोपड़ा ने जब सुना कि उसका भाई एक दुर्घटना में बुरी तरह घायल हो गया है, तो उसको माइग्रेन का तेज दौरा पड़ा। रेड़ चेस्ट नट की तीन खुराक 10-10 मिनट के बाद दी

और इसके बाद – **रेड चेस्ट नट + चैरी प्लम** की तीन खुराक रोज़ देने से माइग्रेन का दौरा समाप्त हो गया।

174. सोनियाँ तीन साल की बच्ची सुबह से रो रही थी। कोई कारण नहीं था। अब वह किसी तरह से चुप नहीं हो रही थी। खिलौने टाफियाँ कुछ भी अच्छा नहीं लग रहा था। दो खुराक – **विलो** देने से वह चन्द मिनटों में ठीक ठाक हो गई।

175. जब श्रीमती दयोल अपनी तकलीफें बयान करने लगी तो मुझे कुछ समझ न आई कि ये कौन सी बीमारी के लिए मेरे पास आई है। सिरदर्द है या गैस से परेशान है। ऐसिडिटी है या छाती में दर्द की टीस पड़ती है। इसके पाँव में दर्द है या अपने पोते से तंग है जो बहुत जिद्दी है, पढ़ता नहीं है। या इसको अपनी लड़की की फिक्र है जिसकी चिट्ठी नहीं आई है। मुझे तो इसकी समझ आई कि इसका दिमाग उलझन में है और ये साफ सोच नहीं सकती है। तीन खुराक **स्कलेरेन्थस** की दी और उसे दो दिन के बाद बुलाया। जब दो दिन के बाद वह आई तो बीमारी के चिन्ह ठीक बता कर अपनी दवाई ले गई।

176. बन्दना 19 वर्ष को पिछले तीन दिन से लगातार खांसी लगी हुई थी। खाँसी करते-करते छाती भी दुखने लगी। इस दुखन की वजह से वो खांसी को रोकने का प्रयास करती तो उसे और अधिक कष्ट होता – **ह्वाइट चेस्ट नट + मिमुलस** – दोनों दवाइयों तीन बार देने से खांसी और डर दोनों से आराम आ गया।

177. मनदीप सिंह रात को आराम से न सो सकता, चारपाई पर इधर-उधर करवट लेता रहता। कोई साथ में सोए उसको पैर मारता। घर का कोई आदमी उसको साथ सुलाकर राजी न था। तीन खुराक **स्कलेरेन्थस** – दिन में दी तो वह रात बड़े आराम से सोया रहा।

178. सुदेश 47 वर्ष विध्वा हो गई, वह अपने पति के स्कूटर की पिछली सीट पर बैठी थी। ट्रक ने टक्कर मारी उसके पति का घटनास्थल पर ही स्वर्गवास हो गया। तब से उसके मन में दुर्घटना का डर बैठ गया। पिछले एक साल से उसको पैरों में कमजोरी, पेट में ग़ैस और शरीर के मोटापे की चिन्ता लगी हुई है। उसको तीन दवाइयों का मिश्रण रोज़ तीन बार लेने के लिए बना दिया। **क्रैब एपल + मिमुलस + आलिव**।

179. वरयाम सिंह 52 वर्ष पिछले दस साल से पेट की तकलीफ़ का मरीज था। गैस, कब्ज़, रेशा जुकाम, नाक बन्द, सर्दी शुरू होते ही ये तकलीफ़ें शुरू हो जाती थी। दस साल के लम्बे अंग्रेजी ईलाज से तंग आ चुका था। पहले एक खुराक **सोराइनम–1M** की दी उससे रेशा–जुकाम में बहुत आराम आया। एक मिश्रण — **ह्वाइट चेस्ट नट + वालनट + क्रैब एपल** का रोज़ तीन बार लगातार दो महीने तक देते रहे।

180. गुनील कौर 6 वर्ष अपने माता–पिता के लिए एक मुसीबत बन गई, बहुत जिद्दी, किसी की बात न मानती, कभी स्थिर न बैठ सकती। हर समय शरारत करती। जब कोई काम सामने न हो तो सिरहाने (तकिये) के गिलाफ फाड़ देती। पढ़ने के लिए दस मिनट न बैठती। हर रोज़ अपना खाने का डिब्बा और से लाती। उसके गले में सूजन व दर्द था। तुरन्त रेशा, जुकाम लग जाता। पानी बहुत ठण्डा पीती। अंधेरे और अकेलापन से डरती। उसके बुर्जुगों में टी० बी० की बीमारी हो चुकी थी।

7.1.95 एक खुराक **ट्यूबर कुलीनम–1M** दी।

8 से 10 ता० तक खुराक **फास्फोरस–1M** हर रोज़ दी और एक मिश्रण — **इम्पेसेन्स** (निश्चलन बैठना) + **मिमुलस** (डर) + **चेस्ट नट बड** (भुलक्कड), (बेध्याना) का बना दिया। आठ दिन के बाद उसकी हालत में सुधार होना शुरू हो

गया। तीन महीने तक यही दवाई जारी रहा और उसके स्वभाव में पूर्ण-परिवर्तन आ गया।

181. अंजिली 17 वर्ष जब भी सीठियाँ चढ़ती तो उसका सांस फूल जाता और किसी वक्त किसी प्रकार की कमजोरी की चेतना न होती। सिर्फ सीढ़ी चढ़ने की क्रिया में सांस फूलता था। **ह्वाइट चेस्ट नट + क्रैब एपल** का मिश्रण दो दिन देने से वह ठीक हो गई।

182. 9.1.95 मोनिका खन्ना 26 वर्ष की आवाज धीमी पड़ रही थी। अगर कुछ लगातार बोलती तो आवाज में कम्पन हो जाता और किसी समय आवाज बन्द भी हो जाती। आवाज इतनी धीमी हो गई कि साथ वाले कमरे में सुनाई न देती। **कास्टीकम-200** देने से भी कोई अन्तर न आया। अब उसे ये डर लगने लगा कि उसकी आवाज हमेशा के लिए बन्द न हो जाये। अब उसी जगह पर दुबारा दर्द शुरू हो गया। दूसरा बच्चा जनने के बाद उसको कब्ज़ सिरदर्द और कई तकलीफ़ें शुरू हो गई। **(1) नीडम पाल-1M** एक खुराक (इंजेकशन की दर्द) दी। **(2) पांइरोजन-1M** एक खुराक बच्चा जनने के बाद तकलीफ़ के लिए दी। एक मिश्रण— **हार्नबीन + आलिव** (गले के आवाज यन्त्र को ताकत देने के लिए) + **मिमुलस** (डर) तीन बार रोज देने से उसकी आवाज 10 हफ्ते बाद बिलकुल ठीक हो गई।

183. 19.1.95 श्रीमती बत्रा 50 वर्ष को किसी चीज की इलर्जी थी। आंखों के आसपास सूजन हो जाती और खुजली होती। ये बहुत पुरानी बीमारी थी। पिछले 6 वर्ष में ये इलर्जी कभी-कभी होती थी। परन्तु अब ये जल्दी-जल्दी होने लगी और श्रीमती बत्रा के दिमाग में डर बैठ गया कि ये बीमारी बहुत बढ़ जायेगी। **ह्वाइट चेस्ट नट + वालनट + मिमुलस + क्रैब एपल** चार दवाइयों का मिश्रण तीन बार रोज लगातार लेने से ये बीमारी हट गई।

184. वी० पी० सिंह 32 वर्ष के पिता का स्वभाव बहुत सख्त था। बच्चे के मन में पिता के लिए प्यार की जगह डर बैठ गया। पिता और उसका जवान बेटा एक दूसरे से बात न करते। दोनों अपना कारोबार अलग-अलग करते। आर्थिक हालत दोनों की मजबूत थी। परन्तु घर में खुशी नाम की कोई चीज़ न थी। पिता के स्वभाव के कारण घर में घुटन का वातावरण था। इस घुटन से तंग आकर वी० पी० सिंह ने एक बार आत्महत्या की भी सोची। परन्तु इस खबर से भी पिता के स्वभाव में कोई फर्क न पड़ा। परन्तु माता को डर लगा। वह दौड़ी-दौड़ी मेरठ से दिल्ली हमारे पास आई। घर की हालत बातने के बाद उसने ये कहा कि वी० पी० सिंह को किसी चीज़ की इलर्जी है। हर समय उसका नाक बहता रहता है। और अब उसने अपना गम भुलाने के लिए बहुत शराब पीनी शुरू कर दी।

14.12.93 — एक खुराक **आरम मैट Aurummet-CM** उसकी आत्महत्या के विचार को समाप्त करने के लिए दी और दवाइयों का मिश्रण बना दिया —

(1) **वालनट** — पुरानी इलर्जी।
(2) **चैरी प्लम** — असह मानसिक पीड़ा।
(3) **राक रोज** — पिता का डर।
(4) **क्रैब एपल** — रेशे जुकाम को हटाने की इच्छा।

22.12.93 — मेरठ से फोन आया कि मरीज बहुत अच्छा महसूस कर रहा है। वही नुकसा जारी रखा।

19.1.94 — फोन आया कि वी० पी० सिंह की हालत बहुत सुधर चुकी है। अब उसने अपने आप शराब पीनी छोड़ दी है। वही नुकसा एक महीने और जारी रखने को कहा।

185. श्रीमती जाह्नवी 47 वर्ष की ससुराल में कोई कदर न हुई। इसलिए उसके मन में हर समय एक तनाव व डर रहने लगा। पिछले हफ्ते उसके पति को मार देने की धमकी मिली, इससे उसकी परेशानी और बढ़ गई। पिछले दस साल से उसको सांस की तकलीफ़ चल रही थी और चार साल से साबुन की इलर्जी थी। मानसिक परेशानी से शारीरिक तकलीफ़ और बढ़ गई। उसका स्वभाव बहुत चिड़चिड़ा हो गया। तुरन्त गुस्सा आ जाता। अंग्रेजी दवाइयों से वैसे भी शरीर में गर्मी बढ़ गई थी।

21.1.95 — एक मिश्रण – **मिमुलस** (डर), **इम्पेसेन्स** (चिड़चिड़ापन) और दूसरा मिश्रण **ह्वाइट चेस्ट नट + वालनट** (पुरानी बीमारी) + **चैरी प्लम** (असह कष्ट) का बना दिया। ये दोनों मिश्रण तीन बार रोज़ लेने को कहा।

24.1.95 — वह अपने पति को साथ लाई जिसने हामी भरी कि उसकी पत्नी के स्वभाव में फर्क पड़ना शुरू हो चुका है। क्योंकि आज सुबह वह अपने आप कह रही थी मुझे किसका डर, मैं क्यों डरी रहती हूँ। वही नुक्सा जारी रखा।

2.2.95 — और आराम आया वही नुक्सा जारी रखा।

12.2.95 — उसने बताया कि स्वभाव में तो बहुत फर्क पड़ गया है। डर बिलकुल समाप्त हो चुका है। परन्तु शरीर पर बहुत तेज खुजली और जलन होती है।

एक खुराक **सल्फर-1M** दी और नये नुक्से में **मिमुलस** हटाकर **क्रैब एपल** डाल दी। ये नुक्सा एक महीने के लिए और दिया।

186. 24.1.95 किशनदास 52 वर्ष बचपन से ही बड़ा डरपोक था। दफ्तर का काम करता तो डरता कि कोई गलती न हो जाय।

कोई काम करने लगे तो ये शंका कि कोई विघ्न पड़ जायेगा। आत्मविश्वास तो बिलकुल नहीं था। हर समय घबराया हुआ। मानसिक तनाव में रहता। स्वभाव में दो चित्ती हो गई किसी चीज का फैसला न कर सकता। रात नींद न आती काम करने को मन व करता कुछ याद न रहता। हर समय उदास हाथ पांव ठण्डे और पेट हमेशा खराब, 1971 से 1976 तक हाई ब्लड प्रेशर का मरीज़ रहा। उसका एक भाई दिल की बीमारी से मरा और उसके खानदान में कुछ केस पागलपन के भी हुए। पहले तीन खुराक **आरम मैट–1M** की दी। ताकि हाई ब्लड प्रेशर और पागलपन का अंश जो उसके खून मैं मौजूद था वो हट जाए।

ह्वाइट चेस्ट नट + **मिमुलस** + **स्क्लेरेथस** का मिश्रण तीन बार प्रतिदिन 15 दिन के लिए दिया।

12.9.95 —— शेष सभी चीजों में आराम मगर याददास्त में कोई फर्क न पड़ा। कोई सन्देश देना हो तो कागज पर नोट कर लेता यदि कोई बात कहता तो आगे क्या कहना है भूल जाता। **ऐना कार्डियम–1M (Ana Cardium-1M)** एक खुराक प्रतिदिन तीन दिन के लिए दी और बैच फलावर रैमेडीज़ का वही नुक्सा जारी रखा। ये ईलाज 6 महीने जारी रहा।

187. 26.1.95 मिस विनीता वासन 23 वर्ष पिछले 1½ महीने से बीमार थी। एलोपैथिक दवाइयों से कई बार इस बुखार को दबाया गया। ये शक था कि ये केस टी॰ बी॰ का है। 16 साल की उम्र में उसे **मैनीन्जाइटिस (Meningitis)** की बीमारी हो गई और उसकी पीठ से खून निकाला गया। इंजैक्सन वाली जगह पर आज तक दर्द होता था। वो बहुत उदास थी। 15.1.95 को वो बीमारी के कारण एक नौकरी के इन्टरब्यू पर नहीं जा सकी। पिछले आठ दिन से उसे कोई बुखार नहीं मगर भूख बिलकुल मर चुकी। वह बहुत कमजोरी महसूस करती है। हर समय टी॰ बी॰ का डर रहता।

ह्वाइट चेस्ट नट + **मिमुलस** + **सैन्टारी** + **आलिव** के दो मिश्रण तीन बार रोज लेने के लिए दिये।

30.1.95 — उसको काफी आराम महसूस हुआ और यही नुक्सा एक महीने के लिए जारी रखा।

188. ज्ञान सिंह 40 वर्ष को दिल की तकलीफ़ के लिए बाई पास का ऑपरेशन करवाना पड़ा। तब डॉ० ने सुझाव दिया था कि कभी-कभी आप अपना चेकप करवा लेना। पिछले तीन साल से उसने एक भी चेकप नहीं करवाया। उसके मन में एक ऐसा डर बैठ गया कि वो अपनी नब्ज दिखाने से भी झिझकता है। **मिमुलस** तीन बार रोज़ देते रहे। दस दिन के बाद वह अपने आप चेकप करवाने चला गया।

189. जगजीत कौर के नौजवान बेटे की मृत्यु 6 महीने पहले एक सड़क की दुर्घटना में हुई। तब से ही उसका गठिया का दर्द बहुत बढ़ गया। बहुत उदासी छा गई। छोटी-छोटी बात पर क्रोध आ जाता। इससे तकलीफ़ और बढ़ गई, अपने मृतक बेटे का सफेद कफन में लिपटा हुआ शरीर कभी आंखों से ओंझल न होता **जैन्सियन** + **इम्पेसेन्स** + **स्टार ऑफ बेथेलम** + **ह्वाइट चेस्ट नट** का मिश्रण तीन बार प्रतिदिन देना शुरू किया। एक हफ्ते के बाद उसको काफी राहत महसूस हुई। यही नुक्सा 4 हफ्ते के लिए और जारी रखा।

190. श्रीमती रेनू भाटिया (27 वर्ष) को रेशे जुकाम की पुरानी तकलीफ़ थी। जो बरसात और सर्दियों के मौसम में बहुत बढ़ जाती थी। बचपन से ही अंग्रेजी ईलाज चल रहा था। जिससे क्षणिक आराम तो हो जाता था परन्तु बीमारी न घटी और न हटी। पुरानी जरूर होती गई।

ह्वाइट चेस्ट नट + **वालनट** का मिश्रण दिन मे तीन बार

प्रतिदिन लेने से दो हफ्ते में उसे काफी आराम महसूस हुआ। एक बार भी अंग्रेजी दवा न लेनी पड़ी। यही ईलाज 6 महीने जारी रखा। जब बरसात और सर्दी दोनों मौसम बिना तकलीफ़ के गुजर गये तब ये दवाई बन्द की।

191. इन्दर कौर (40 वर्ष) को पिछले बीस साल से माइग्रेन की तकलीफ़ थी। जो महीने में दो तीन बार जरूर होती और प्रत्येक दौरा दो-तीन दिन रहता। उल्टी आने पर ये दर्द समाप्त होता। वह हमेशा दर्द निवारक गोलियों का प्रयोग करती रही। पिछले एक साल से आर्युवैदिक ईलाज करने से मामूली आराम हुआ। एक साल से सरवाइकल स्पोडिलाइटस (Cervical Spondilytus) की तकलीफ़ शुरू हो गई है। सुबह उठती है तो हाथ पाँव पर चीटियाँ रेंगने की चेतना होती है। माइग्रेन के दौरे का हर समय डर रहता है।

17.12.94 — **ह्वाइट चेस्ट नट + वालनट + मिमुलस + क्रैब एपल** का मिश्रण तीन बार प्रतिदिन देना शुरू किया।

26.12.94 — माइग्रेन का बहुत तेज दौरा पड़ा और दर्द-निवारक गोली लेनी पड़ी। पहले नुक्से में चेरी-प्लम और मिला दी। नुक्सा तीन बार प्रतिदिन जारी रखा।

11.1.95 — ब़हुत आराम, वही नुक्सा जारी रखा।

25.1.95 — चिटियाँ चलने की चेतना समाप्त हो गई। इसलिए अगले नुक्से से क्रैब एपल हटा दी।

हवाइट चेस्ट नट + वालनट + चैरी प्लम + मिमुलस का मिश्रण तीन बार प्रतिदिन 23.2.95 तक जारी रखा।

192. 9.1.95 सुदेश कपूर (47 वर्ष) को पिछले एक साल से गैस की तकलीफ़ थी। उसकी तोंद बढ़ गई थी और उसका आकार लगातार बढ़ रहा था। कुछ दिन पहले उसके पति का स्कूटर की दुर्घटना से देहान्त हो गया था। तब से वह सड़क पर चलते समय हर वक्त डरती थी। खट्टे डकार आते रहते और उल्टी करने पर ही आराम आता। थोड़ा काम करने पर भी थक जाती।

क्रैब एपल + **मिमुलस** + **आलिव** का मिश्रण तीन बार प्रतिदिन लेने को कहा।

24.1.95 — डर और कमजोरी की चेतना समाप्त हो गई। इसलिए अगले नुकसे में सिर्फ – **क्रैब एपल** (मोटापे को खत्म करने के लिए) दी।

पहले कुछ दिन तो उसको अपने बजन में कुछ हल्कापन महसूस हुआ। मगर ये आराम अधिक दिन तक न हो सका। शादियों के मौसम में वह अपने खाने पर कन्ट्रोल न कर सकी और मोटापा जारी रहा।

193. मिस्टर चन्डोक ने सुबह कन्घी करते समय अपनी खोपड़ी पर एक सफेद निशान देखा। न तो उस जगह पर कोई खारिश थी न दर्द और न ही उसे ये पता था कि ये निशान है कब का, अब जब निशान दिख गया, तो डर लगने लगा कि ये निशान पता नहीं किस का है। कहीं बढ़ न जाए।

क्रैब एपल + **मिमुलस** दिन में तीन बार लेने से सात दिन के बाद ये निशान हट गया।

194. 25.10.94 अजय कुमार (19 वर्ष) के पाँव पर कुछ काले निशान थे। बड़े-बड़े काले रंग के धब्बे दोनों पाँव पर थे। पिछले दो साल के अंग्रेजी ईलाज से कोई फर्क न पड़ा।

ह्वाइट चेस्ट नट + वालनट + क्रैब एपल दिन में तीन बार लगातार देते रहे। एक हफ्ते बाद निशान मध्यम पड़ गये। यही नुक्सा 10.2.95 तक जारी रखा। जब सारे निशान मिट गये चमड़ी साफ हो गई।

195. 4.1.95 रेनू भाटिया का गला बहुत सचेत था। जब कभी मौसम बदलता सर्दी होती या वर्षात हो जाय, गर्मी की ऋतु में बारिस आ जाए, आंधी आ जाए, तो उसका गला पक जाता, शुरू से ही वह अंग्रेजी ईलाज करवा रही थी। जिससे क्षणिक आराम आता था।

ह्वाइट चेस्ट नट + वालनट + क्रैब एपल प्रतिदिन तीन बार 1.2.95 तक देते रहे। तो उसको एक बार भी ये तकलीफ़ न हुई। यही नुक्सा तीन महीने तक जारी रखा।

196. 4.2.95 श्रीमती राजेश्वरी कुलकर्णी (36 वर्ष) के चेहरे पर नाक के पास एक जगह पर खारिस थी। वह बैठनोवेट लगाकर इस खारिस को लगातार दबाती रही। अब चेहरे पर चीटियाँ चलने की चेतना शुरू हो गई परन्तु ये तकलीफ़ सर्दी की ऋतु में ही होती थी। **क्रैब एपल + वालनट** का मिश्रण लगातार 7 दिन देते रहे। इसके बाद दवाई की जरूरत न पड़ी।

197. अवतार सिंह नेगी (65 वर्ष) पिछले 35 साल से एक फर्म में मुलाजिम था। जब उसके बेटे ने अपनी दुकान खोली तो उसने अपनी नौकरी से इस्तीफा दे दिया। परन्तु मालिक उसकी मेहनत और दयानतदारी से इतने सन्तुष्ट थे कि वह उसको छोड़ने के लिए बिलकुल तैयार न थे। उन्होंने ये कहा कि अगर नेगी साहब एक घन्टे के लिए भी रोज़ आयें तो उनको पूरी तनखाह मिलती रहेगी। जब नेगी साहब की लड़की की शादी तय हुई तो बड़ी मुशिकल से उनकी एक हफ्ते की छुट्टी मंजूर हुई। मगर तीसरे दिन ही जब बारात बिदा भी नहीं हो सकी तो मालिक कार लेकर

घर पर आ गया कि आप मेरे साथ चलकर निम्न फाइल दीजिए। इस तरह उसकी सात दिन की छुट्टी तीन दिन की रह गई। नेगी साहब का सारा परिवार पूरा जोर लगा चुका कि वह नौकरी छोड़ दे। परन्तु नेगी साहब अपने मालिक को नहीं कह सकते थे। असल में किसी को मना करना उनके बस में नहीं था। दफ्तर में चपरासी से लेकर मालिक तक कोई भी अपना काम करवा सकता था। ये जानते हुए भी कि सारे आदमी उनको पायदान की तरह अपने निजी लाभ के लिए प्रयोग करते हैं। तो भी वह किसी को मना न कर सकते।

सैन्टोरी दवाई दिन में चार बार लेने के लिए खोजी और ये ईलाज 6 महीने तक जारी रखा।

198. श्रीमती मंजू कक्कड़ की दाहिनी बाजू में पिछले 4 महीने से वाई का दर्द था। दर्द हर वक्त रहता और रात को बढ़ जाता। दबाने से, गर्म सेक करने से आराम आता। दर्द-निवारक गोली से कुछ आराम आता। उसके पिता और उसकी दादी को कैंसर था। उसका अपना गर्भ तीन बार गिर चुका था और दोनों बच्चों के जन्म के समय उसे बहुत तकलीफ़ हुई।

20.2.95 — **कारसीनोसिम (Carcinosim-1M)** एक खुराक दी।

21.2.95 — **पायरोजन-1M** एक खुराक दी और ये कहा कि जब भी दर्द अधिक हो — **मैग फास-200** गर्म पानी में लो।

22.2.95 — एक मिश्रण **ह्वाइट चेस्ट नट + वालनट + चैरी प्लम** तीन बार प्रतिदिन लगातार लेने को कहा।

4.3.95 — वह बिलकुल ठीक रही, दर्द न हुआ और न दर्द निवारक गोली की जरूरत पड़ी। यही नुकसा एक महीने के लिए जारी रखा।

199. गोपाल किशन एक इन्जीनियर था। पिछले कुछ दिनों से उसके घरेलू हालात बिगड़ रहे थे। जिससे वह बहुत उदास रहता। उसे ऐसा महसूस होने लगा कि वह जो कुछ भी करता है उसका उल्टा होता है। जिससे उसके आत्मविश्वास में गिरावट आ गई और वह कोई काम शुरू करने में भी हिचकने लगा। गार्स दवाई तीन बार प्रतिदिन देने से उसका आत्मविश्वास वापस आ गया।

200. राजेश (30 वर्ष) को पिछले तीन साल से रेशे जुकाम की शिकायत थी। गर्मी के दिनों में उसने बर्फ जैसी ठण्डी बोतल पी तब से ही रेशा जुकाम लग गया। नाक बन्द रहने लगी। सिरदर्द होने लगा।

ह्वाइट चेस्ट नट + वालनट + क्रैब एपल तीन बार रोज देने से एक हफ्ते में उसे काफी आराम महसूस हुआ तो यही नुक्सा एक महीने के लिए जारी रखा।

201. नम्रता देवी को पिछले तीन दिन से तेज सिरदर्द था। रात नींद न आती थी। पूछने पर उसने इसका कारण मानसिक तनाव बताया। जब मानसिक तनाव का कारण पूछा तो कहने लगी कि उसका पिता बत्रा होस्पिटल में दिल के ऑपरेशन के लिए भर्ती है। **रेड चेस्ट नट** तीन बार रोज़ दो दिन दी तो मानसिक तनाव समाप्त हो गया।

202. राजेश्वरी (34 वर्ष) रात को सो न सकती। पुरानी यादें बार-बार दिमाग में घूमती रहती। उसका स्वभाव बहुत तेज था। झट गर्म हो जाती और फिर जल्दी ठण्डी हो जाती। बहुत क्रोध में भी वह अपने मन का सन्तुलन कायम रखती थी। कोई ऐसा काम न करती जिसके लिए पीछे पछताना पड़े।

इम्पेसेन्स + ह्वाइट चेस्ट नट का मिश्रण देने से एक हफ्ते के बाद उसको नींद आनी शुरू हो गई। परन्तु उसका स्वभाव बदलने के लिए ये नुक्सा तीन महीने देना पड़ा।

203. चेतन चौहान (55 वर्ष) को पिछले 7 वर्ष से रेशा जुकाम था। सुबह उठते ही छीकें आती फिर पानी बहना शुरू हो जाता। **ह्वाइट चेस्ट नट + वालनट** तीन बार रोज़ लगातार दो महीने देते रहे। जिससे वह ठीक हो गया।

204. श्रीमती वन्दना वांगा (25 वर्ष) के तीन बच्चे थे। वह और बच्चा नहीं चाहती थी। बहुत कमजोर थी। कोई काम करने से कतराती थी। न चांहने के बावजूद भी उसे पति की ख्वाइश पूरी करनी पड़ती। हर वक्त गर्भ हो जाने का डर मन में रहता।

आलिव + हार्नबीन + मिमुलस का मिश्रण बनाकर दे दिया।

205. अनीता खन्ना (21 वर्ष) को पिछले 7 साल से पुराना सिरदर्द था। बार-बार उल्टियाँ करती। ऐसे महसूस होता कि जैसे छाती पर भार रखा हुआ हो।

उसको डर हो गया कि ये बीमारी में पेट का अल्सर न बन जाए **ह्वाइट चेस्ट नट + क्रैब एपल + मिमुलस** देने से तीन दिन में उसके मन से अल्सर का डर और छाती पर बोझ की चेतना दोनों समाप्त हो गई। अगले नुक्से में **ह्वाइट चेस्ट नट + वालनट** लगातार दो महीने लेने को कहा।

206. कविता (17 वर्ष) के पाँव पर कीड़े ने काटा। खुजली की तो अल्सर बन गया। पिछले तीन म्हीने के अंग्रेजी ईलाज से कोई आराम न आया। बंगलौर में एक होम्योपैथिक डॉक्टर ने **नैट्रम कार्ब-200** दी उससे भी कुछ आराम न हुआ। अब ये अल्सर फैल कर 2½" के आकार में हो गया। उसके ऊपर एक काला पर्दा आ गया। न तो इस पर कोई खारिश है और न ही कोई दर्द, बुरा लगता है। तथा इसके और फैल जाने का डर है।

क्रैब एपल + मिमुलस का मिश्रण तीन बार प्रतिदिन लेने को बना दिया। तीन दिन के बाद उसने सूचना दी कि अल्सर

सिकुड़ना शुरू हो गया है और अब वह बंगलौर वापस जा रही है। इसलिए उसको और दवाई दी जाए। हफ्ते के लिए यही नुक्सा जारी रखा।

207. विकास कक्कड़ को दो साल पहले पीलिया की शिकायत थी और वह चार महीने रही। तब से ही वह कमजोर है जल्दी थक जाता है। स्वभाव भी बहुत चिड़चिड़ा हो गया है। बहुत साफ सुथरा रहना चाहता है। बहुत सफाई चाहता है। उसके कपड़ों को कोई हाथ भी लगा दे तो कपड़ों को धुलवाने के लिए भेज देता। क्रोध आने पर रोने लग जाता।

चैरी प्लम + आलिव + सैन्टोरी तीन दवाइयों का मिश्रण तीन दिन रोज लेने से एक हफ्ते में ठीक हो गया।

208. जेठानन्द (54 वर्ष) को पिछले 14 वर्ष से, ब्रोंकाइटस की शिकायत थी। ये बीमारी चुपचाप बर्दास्त कर रहा था। कुछ दिनों में उसकी लड़की की शादी होनी तय हो गई। शादी की सारी जिम्मेदारी उस अकेले के सिर पर थी। उसे काफी डर लग रहा था। नींद न आती और बिस्तर पर सारी रात करवटें बदलता रहता।

एग्रीमनी + मिमुलस + स्कलेरेन्थस का मिश्रण प्रतिदिन तीन बार देते रहे। तीन दिन के बाद उसे रात को नींद आनी शुरू हो गई और शादी की सब जिम्मेदारियाँ खुशी-खुशी बिना किसी संकट के पूरी हो गई। सांस की भी तकलीफ़ न हुई।

209. तनशेर सिंह (3 वर्ष) को Play Well School में पढ़ने के लिए दाखिल करवाया। उसको अपनी माता के साथ बहुत लगाव था। उससे पहले कभी वह अपनी माता से अलग न हुआ। मगर स्कूल के पहले तीन चार दिन वह खुशी से जाता रहा। इसके बाद बिना किसी कारण के वह स्कूल जाने से

नफरत करने लगा। स्कूल का नाम सुनते ही रोना शुरू कर देता और स्कूल की तरफ जाने से इन्कार करता। सिर्फ इतना ही कहता कि मैम गन्दी है और मुझे उसके स्कूल नहीं जाना। बिना कारण के स्कूल जाने से घृणा के लिए एक खुराक **मर्कसाल–1M** दी। माता से बहुत प्यार होने के कारण **चिकोरी** और मैम के साथ घृणा के लिए **होल्ली**, इन दोनों दवाइयों का मिश्रण तीन बार रोज दो दिन दिया। तीसरे दिन तनशर हंसता खेलता स्कूल चला गया।

210. सविता (14 वर्ष) को चटपटी चीजें खाने का बहुत शौक था। गला उसका खराब था। जब डॉक्टर ने ये बताया कि अगर तुमने चटपटी चीजे खानी बन्द न की तो तेरे गले का ऑपरेशन करना पड़ेगा तो वह बहुत घबराई। ऑपरेशन से उसे डर लगता था और चटपटी चीजे छोड़ना उसके बस में नहीं था। डर के लिए **राकरोज** और अपने मन पर काबू पाने के लिए (चटपटी चीजे छोड़ने के लिए) **चैरी प्लम** दी, दोनों दवाइयों का मिश्रण एक हफ्ता देते रहे तो उसके मन से डर दूर हो गया और चटपटी चीजें खानी छोड़ दी। यही नुक्सा एक महीने और जारी रखा।

211. राजरानी (15 वर्ष) बुखार से उठी तो बहुत कमजोर थी। पीठ में बहुत दर्द था। चारपाई से उठकर पानी का गिलास भी न उठा सकती। स्वभाव भी बहुत चिड़चिड़ा हो गया। **सैन्टारी** + **हार्न बीन** + **चैरी प्लम** + **इम्पेसेन्स** का मिश्रण एक सप्ताह देने से ठीक हुई।

212. कोमल कौर बहुत दुखी थी। बहुत कोशिश करने के बावजूद वह अपनी ससुराल में किसी को खुश न रख सकी। ससुराल के परिवार में सेवा करते हुए वह अपनी छोटी बेटी का ध्यान भी न रख सकी जो बहुत कमजोर हो गई जिससे उसको और चिन्ता लग गई। उसके अन्दर बहुत घुटन थी कि उसकी सेवा

की किसी ने कदर न की। इस बेइंसाफी को वह बर्दास्त न कर सकती और रोती।

विलो (Willow) दवाई इसलिए दी कि वह महसूस करती थी कि उसकी सेवा की कद्र न हुई।

रेड चेस्ट नट – बच्ची की चिन्ता के लिए।

चैरी प्लम – उसके रोने के लिए।

तीनों दवाइयों का मिश्रण लगातार एक हफ्ता देने से उसकी मानसिक हालत बिलकुल ठीक हो गई।

213. बबलू (21 वर्ष) टट्टी करने में आधा घन्टा लगाता। टट्टी भी पतली थी फिर भी वह बहुत देर से आती थी। **स्क्लेरेन्थस** तीन बार रोज़ लेने से तीन दिन के बाद उसका सिलसिला ठीक हो गया और 10 मिनट में फारिग हो जाता।

214. विकास (16 वर्ष) को बहुत पुरानी कब्ज़ थी। टट्टी करने में बहुत समय लगता। दांत हिलते थे। डरता था कि सारे दांत गिर ही न जाएं। चेहरे पर छाइयों के निशान थे। स्कूल की पढ़ाई समाप्त कर चुका था और बंगलौर कॉलेज की पढ़ाई के लिए जाने को तैयार था। उपरोक्त तकलीफ़ों से छुटकारा पाना चाहता था। **स्क्लेरेन्थस** + **मिमुलस** + **क्रैब एपल** का मिश्रण देने से फायदा महसूस हुआ तो यही नुकसा एक महीने की दवाई का बनवा कर दे दिया।

215. अमरीक सिंह (24 वर्ष) को कहण की बीमारी थी। उसने उसका किसी होम्योपैथ से ईलाज करवाया। शाम को तकलीफ़ बहुत बढ़ गई। बहुत खारिश हुई, जलन हुई और हाथ पाँव सब सूज गये। वह जल्दी आराम पाने की नियत से एलोपैथिक डॉक्टर के पास जाने के लिए तैयार हुआ तो उसकी बहन उसको हमारे पास ले आई।

ह्वाइट चेस्ट नट + चैरी प्लम का मिश्रण एक-एक घन्टे के बाद तीन बार दिया। वह सारी रात आराम से सोया रहा और सुबह अपने इलाज के लिए हमारे पास ही आया।

216. 16.5.95 वीरेन्द्र कौर (24 वर्ष) को पिछले बीस साल से पुराना सिर दर्द था। उसकी माँ और बहन को भी यही तकलीफ़ थी और बैच फलावर रैमेडीज़ से ही उनको आराम आया था। सिरदर्द किसी समय और किसी जगह किसी भी मौसम में हो जाता था। जब भी ये शिखर पर पहुँचता तो वीरेन्द्र सैरीडोन की गोली खा लेती।

ह्वाइट चेस्ट नट + वालनट + चैरी प्लम का मिश्रण तीन बार रोज़ एक हफता दी तो उसको काफी आराम महसूस हुआ और यही नुकसा जारी रखा।

19.6.95 को उसे बहुत तेज सिरदर्द का दौरा पड़ा। तो तीन खुराक जैन्सियन की दी। इसके बाद पहले वाला नुकसा जारी रखा। इसके ईलाज में तीन महीने लगे।

217. जगदीश कौर (53 वर्ष) को बहुत कमजोरी महसूस हो रही थी। थोड़ा चलने पर थक जाती, पेट में गैस भरी हुई थी। **आलिव + क्रैब एपल** — तीन बार रोज़ लेने से गैस की तकलीफ़ तो हट गई परन्तु कमजोरी बाकी थी। अगले नुकसे में सिर्फ **आलिव** दवाई एक महीने के लिए दी।

218. शाह नबाज (30 वर्ष) नगीना से अपने ईलाज के लिए यहाँ आया। छोटी उम्र में कुछ मजबूरियों के कारण उसने कई छोटे-मोटे जुर्म किये। अब उसने पुरानी शोहबत छोड़ दी थी और दूसरों की तरह साधारण जिन्दगी व्यतीत करना चाहता था। परन्तु पहले किये हुये जुर्मों के लिए जो सजा उसने काटी, वह उससे बिलकुल ऊब चुका था। बहुत उदास रहता था हर समय अन्दर

डर लगा रहता था। पुरानी यादें बहुत सतातीं, स्वभाव चिड़चिड़ा हो गया।

ह्वाइट चेस्ट नट + मिमुलस + इम्पेसेन्स + लार्च इन चार दवाइयों का मिश्रण बनाकर दे दिया।

219. सुरेन्द्र कौर (65 वर्ष) बहुत मानसिक तनाव में रहती थी। रात नींद न आती, पुरानी बातें दिमाग से न निकलती। उसकी अनुपस्थिति में उसके पति ने बताया कि सुरेन्द्र बड़ी सक्की मिजाज है। उसके दिमाग में ईषा और शक के आलावा कुछ भी नहीं और यही उसकी बड़ी बीमारी है। वह अपने पति (72 वर्ष) के चाल-चलन पर भी शक करती है। वह अपने पड़ोस में किसी महिला को नमस्कार करे या उसका जवाब या अपनी पोती की उम्र की लड़की की तरफ मुस्करा कर देखे भी तो इसको (सुरेन्द्र कौर) को जलन होती है। **होल्ली + ह्वाइट चेस्ट नट** का मिश्रण एक महीना देने से उसके मन से ईषा और तनाव दोनों हट गये।

220. नवनीत कौर (23 वर्ष) की शक्ल सूरत बहुत खूबसूरत थी। परन्तु उसके दांतों पर पीलापन चढ़ा था। दांतों के डॉक्टर ने राय दी कि ये रगड़ कर ठीक कर देते हैं। परन्तु नवनीत को पता था कि इससे दांत कमजोर हो जाते हैं। इसलिए वह ऐसा करने को तैयार न हुई। उसके मसूड़े भी सूजे हुए थे और ये डर रहता था कि सारे दांत ही न निकालने पड़ जाएं। वह अपने दांतों के पीलेपन से इतनी सुचेत थी कि वह अधिकतर किसी के सामने अपना मुंह न खोलती। किसी के सामने हंसने से संकोच करती और अगर जम्हाई आये तो मुंह के आगे हाथ रख लेती।

क्रैब एपल + मिमुलस का मिश्रण लगातार चार महीने लेती रही तो उसके दांतों का रंग बदल गया और वह बिना झिझक के अपना मुँह खोलकर बात कर सकती थी।

221. तरलीन कौर (19 वर्ष) को रात में नींद न आती। बहुत डरावने सपने आते। ये तकलीफ़ उसको एक साल पहले भी हुई थी और हमारे ईलाज से ही ठीक हुई।

ह्वाइट चेस्ट नट + **राक रोज** + **क्रैब एपल** का मिश्रण देने से तीन दिन के बाद वो ठीक हो गई और आराम से सो सकी।

222. मिस कविता सिंह (23 वर्ष) को पेट में बल पड़ते थे। इसका ईलाज उसने चितरंजन पार्क नई दिल्ली के एक मशहूर डॉक्टर से करवाया। कई महीने ईलाज चलता रहा। क्षणिक आराम आता। परन्तु इस लगातार ईलाज के परिणाम बड़े भयानक निकले। वह नर्वस हो गई। शरीर में एकदम गर्मी का दौरा पड़ता। वजन बढ़ना शुरू हो गया। मुँह पर सूजन आ गई और चेहरे पर बाल उगने शुरू हो गये। चमड़ी सूख गई, भूख और प्यास बहुत बढ़ गई। सिर के बाल झड़ने शुरू हो गये। कविता का एक चाचा डॉक्टर था। जब उसने ये चिह्न देखे तो कहा कि ये तो **कार्टिजोन** दवाई के चिह्न हैं। इसे फौरन बन्द करो। दवाई बन्द करने पर नींद की गोली देनी शुरू की, दो महीने के बाद जब ये गोलियाँ बन्द की तो उसका बहुत बुरा असर हुआ। वह तो मानसिक तौर पर बिलकुल टूट गई। 1986 में जब उसकी नानी का देहान्त हुआ तब उसको ये महसूस हुआ कि संसार में उसका आखिरी सहारा भी चला गया। उसका मामा बहुत हमदर्दी जाहिर करने लगा। परन्तु वह जानती थी, कि वह अच्छा आदमी नहीं है और वह उससे घृणा करती थी। अब उसके मन में एक खौफ पैदा हो गया। पिछली सारी मुसीबतों को याद करके रोती थी। सदा बेहोश रहती। हर बात का ऋण पक्ष ही सोचती।

26.4.95 — होल्ली – तीन बार रोज लेने के लिए एक हफ्ते के लिए दी।

4.5.95 — पहले से कुछ हल्का महसूस करने लगी पुरानी मुसीवतों की याद के लिए — ह्वाइट चेस्ट नट

राकरोज — खौफ के लिए।

एग्रीमनी — दुख (अन्दरूनी) के लिए।

जैंन्सियन — ऋण पक्ष की सोच के लिए।

इन चार दवाइयों का मिश्रण तीन बार प्रतिदिन देना शुरू किया।

31.5.95 — 50% आराम, परन्तु कहने लगी कि उसके मन में उल्टे-सीधे, विचार आते है जिनसे वह छुटकारा पाना चाहती है। नये नुकसे में **राकरोज** + **ह्वाइट चेस्ट नट** + **एग्रीमनी** का एक मिश्रण और **होल्ली** + **क्रैब एपल** का दूसरा मिश्रण दोनों मिश्रण तीन बार प्रतिदिन लेने को कहा — **जैंन्सियन** दवाई एक अलग शीशी में डाल दी कि जब भी ऋण पक्ष सोच हो या आराम आते-आते रूक जाए तो इसकी तीन चार खुराकें ले लेना। एक हफ्ते के बाद उसकी माता का फोन आया कि कविता अगली पढ़ाई के लिए बंगलौर चली गई है। फिर मेरा सम्पर्क नहीं हुआ।

223. 25.8.95 जगदीश कौर (53 वर्ष) को पुरानी उदासी का दौरा आज तीन साल के बाद पड़ा। पहले बैच फलावर रैमेडीज़ के ईलाज से वह ठीक हो गई थी। कारण ये था कि वह चण्डीगढ़ किसी रिस्तेदारी के सिलसिले में गई और वहाँ किसी ने कुछ ऐसे शब्द कहे, जिससे इसके चण्डीगढ़ में हुई बेइज्जती की याद हर समय मन में रहती। एक अनोखा भय मन में छा गया कि पता नहीं कया कुछ होने वाला है। बहुत रोती, कई बार आत्महत्या का

विचार आया, कमजोरी महसूस करती। मामूली वजन भी न उठा सकती। पहले एक खुराक **Staphisagria-1M** दी। एक मिश्रण **ह्वाइट चेस्ट नेट + एस्पन + चैरी प्लम + आलिव** दिन में 4 बार लेने के लिए बना दी।

2.9.95 — एक नई तकलीफ़ शुरू हो गई। बहुत भूख लगती परन्तु एक-दो निवाले खाने पर ही सन्तुष्ट हो जाती। **लाइकोपोडियम-30** की दो खुराक दी और पहला नुकसा जारी रखा।

25.9.95 — अकारण डर हट गया। कमजोरी भी चली गई आराम महसूस हुआ। अब ये डर शुरू हो गया कि फिर पुरानी बीमारी न शुरू हो जाय।

ह्वाइट चेस्ट नट + वालनट + मिमुलस तीन दवाइयों का मिश्रण लगातार 6 महीने लेने को कहा।

224. शीला (14 वर्ष) आगरा एक शादी में जाने के लिए तैयार हुई परन्तु उसको बार-बार पेशाब आ रहा था। चार घन्टे का बस का सफर वो कैसे काटेगी ये सोच कर उसने प्रोग्राम ठीला कर दिया। परन्तु रिस्तेदारी का मामला था और जाना भी जरूरी था। इसलिए वह बहुत उदास थी। उसकी एक सहेली इन्द्रजीत कौर ने उसे सांत्वना दी कि उसको एक बार यही तकलीफ़ स्कूल में हो गई थी तो डॉक्टर वोहरा ने उसे तीन पुडिया दवाई दी जिससे तकलीफ़ दूर हो गई थी। शीला को भी तीन खुराक **चैरी प्लम** की हर 15 मिनट बाद लेने को दी तो उसका आगरा जाने का सफर बिना संकट के कट गया।

225. आनन्दवीर सिंह की दाहिनी टांग एक दुर्घटना में टूट गई। प्लास्टर करने के बाद जब दवाइयों का असर समाप्त हुआ तो उसको बहुत तेज दर्द शुरू हुई, किसी दवाई से आराम न

आया। तो **रेस्क्यू** दवाई 10-10 मिनट बाद देते रहे तो उसको नींद आ गई। जब सुबह उठा तो टूटी हुई लात पर ज़ोर डालने लगा तो दर्द से चीख निकल गई। जब अगले दिन उसने उसी टांग पर खड़े होने की कोशिश की तो उससे पूछा कि ऐसा क्यों किया जब कि डॉक्टर ने मना किया था। तो कहने लगा कि मुझे चारपाई पर पड़े दस दिन हो गये हैं। कारखाने में कितना काम का नुकसान हो रहा है। ये विचार मुझे दिन-रात बेचैन कर रहा है। **व्हाइट चेस्ट नट + इम्पेसेन्स** देने से दर्द का आराम आ गया।

226. परमजीत सिंह के घुटने में रात सोए हुए सूजन आ गई। हाथ लगाया तो वह जगह गर्म थी और रंग भी लाल था बहुत दुखन थी। रात वह इसी डर के कारण सो न सका और अगले दिन काम पर भी न जा सका। दूसरे दिन भी काम पर न जा सका। कोई कारण न मिला न कोई चोट लगी। न किसी कीड़े इत्यादि ने काटा शाम के समय उसे कार में बिठाकर मेरे घर ले आये। उसके चेहरे से साफ मालूम हो रहा था, कि उसको बहुत सख्त पीड़ा है। परन्तु उस पीड़ा का कारण न मालूम होने के कारण होम्योपैथिक दवाई कोई न सूझी। तो उससे सीधा सवाल किया कि इस समय आपको कोई मानसिक तनाव है। तो उसने जबाव दिया कि बहुत तनाव है। मेरे मुलाजिम ने चन्द रुपये बचाने के चक्कर में एक बड़ा ठेका खा दिया। अब ये गम मुझे रात-दिन खाये जा रहा है और अब ये घुटने के दर्द का फिकर लग गया है कि कहीं मैं लंगड़ा न हो जाऊँ। **व्हाइट चेस्ट नट + मिमुलस** एक-एक घंटे के बाद 6 बार दी तो वो रात आराम से सोया और दर्द से मुक्त हो गया।

227. जीतू (17 वर्ष) की एक दम दिल की धड़कन बढ़ गई। कोई कारण न था। उसके खानदान में किसी को कोई दिल की बीमारी न हुई और ये आप भी बिलकुल स्वस्थ थी।

एस्पन – (अकारण डर) की तीन खुराकों से उसकी दिल की धड़कन ठीक हो गई। एक महीने के बाद जब उसको यही तकलीफ़ दुबारा हुई तो उसको **एस्पन** + **ह्वाइट चेस्ट नट** का मिश्रण चार हफ्ते के लिए बना दिया।

228. रेशमी कपूर (27 वर्ष) का पेट भारी (मोटा) हो रहा था और वजन भी बढ़ रहा था। उसको डर लगने लगा कि उसकी शकल बिगड़ जायेगी। वह अपने मोटापे को हटाना चाहती थी। एक मिश्रण – **मिमुलस** + **क्रैब एपल** का लगातार दो महीने लेने के लिए बना दिया। जिससे उसका डर समाप्त हो गया और वजन बढ़ना बन्द हो गया।

229. मधु कहने लगी कि वह जो कुछ भी खाती है उसके गले में ही रह जाता है नीचे नहीं जाता। ये उसका वहम था। एक भूठी चेतना थीं। जिसको हटाने के लिए **क्रैब एपल** की तीन खुराक दी। तो उसकी ये शिकायत दूर हो गई।

230. कमलेश 50 वर्ष कहने लगी कि जब से उसकी माहवारी बन्द हुई है उसके सारे शरीर में दर्द है। उसने कई ईलाज करवाये मगर कहीं से आराम न आया। वह अभी बातें कर रही थी कि उसकी पोती भागती हुई आई। कहने लगी, अंकल दादी माँ तो ये चाहती है कि जैसे ही गोली खायें तो उसी समय दर्द समाप्त हो जाए।

ह्वाइट चेस्ट नट + **वालनट** + **इम्पेसेन्स** का मिश्रण दो महीने के लिए बना दिया।

231. हर्ष (36 वर्ष) को शराब पीने की बुरी आदत पड़ गई, वो इसके बिना न रह सकता। सेहत बिगड़ चुकी थी। डॉक्टरों ने साफ कह दिया कि अब शराब उसके लिए जहर की तरह है। उसकी अच्छी भली दुकानदारी समाप्त हो गई। कर्ज़ देने वाले दिन-रात पैसे के लिए तकाजा कर रहे थे। उसकी बूढ़ी माँ,

पत्नी और सारे रिश्तेदार उसको समझने में नाकाम रहे। अन्त में तंग आकर शहर से दूर एक अस्पताल में भर्ती करवा दिया जहाँ शराब की अनुपलब्धता से शराबी की आदतों को तोड़ा जाता है। वह बहुत तंग था। रोता था कि वापस घर ले जाओ। घर वापस आने पर फिर पीनी शुरू कर दी। जब घरवालों ने वापस अस्पताल छोड़ने को कहा तो बहुत घबराया। खुद अपनी दवा लेने हमारे पास आया।

चैरी प्लम + राकरोज का मिश्रण बनाकर दिया। बाद में हमें पता लगा कि उसने दवाई नहीं खाई और न ही वह ठीक हुआ।

232. चेतन पाहवा (55 वर्ष) पिछले सात साल से नाक में खारिस और छीकों से परेशान था। सुबह होते ही छींके शुरू हो जाती। छाती में जलन होती। मसालेदार चीजें खाने का शौकीन था जिससे ये जलन बढ़ जाती थी। आठ साल पहले उसको मलेरिया बुखार हुआ जो एक साल तक रहा। ये तकलीफ़ तब से ही शुरू हुई।

5.2.95 — **नैट्रम म्योर-1M** एक खुराक रोज तीन दिन के लिए दी ताकि पुराने मलेरिया का असर दूर हो जाय।

8.2.95 — **ह्वाइट चेस्ट नट + वालनट** तीन बार रोज।

19.2.95 — काफी आराम महसूस हुआ तो एक खुराक मलेरिया **आफिसिपल-1M** दी, ताकि मालेरिया का कोई जहर जो शेष रह गया हो वो भी समाप्त हो जाए। दूसरा नुकसा जारी रखा।

8.3.95 — एक खुराक **नैट्रम म्योर-1M** और दूसरा नुकसा जारी।

25.3.95 — **ह्वाइट चेस्ट नट + वालनट** तीन बार प्रतिदिन।

17.4.95 — काफी आराम वही नुकसा जारी रखा।

5.5.95 — सीने में जलन, **नैट्रम फास-200** एक बार प्रतिदिन 3 दिन के लिए और पहला नुक्सा जारी रखा।

8.6.95 — बिलकुल आराम कोई तकलीफ़ नहीं, नुक्सा अभी जारी रखा।

10.7.95 — वह बिलकुल ठीक हो गया। कोई तकलीफ़ न रही। तो भी वह नुक्सा महीने के लिए और जारी रखा।

233. राजा राम कहने लगा, कि उसके गले के अन्दर बलगम जम गई है। जो न अन्दर जाती है, न बाहर निकलती है। वो किसी तरह से जान छुड़ाना चाहता है। **क्रैब एपल** की तीन खुराकों ने उसे पूरा आराम दे दिया।

234. डॉ० मित्तल को जब अपने दो भाइयों में सालिसी करने के लिए कहा गया तो उसको ये काम बहुत कठिन लगा। एक भाई बड़ा और दूसरा भाई उससे छोटा। दोनों पढ़े लिखे और दोनों दयानत दार। दोनों भाई अपने पक्ष में पूरा विश्वास रखते थे। वह किसके हक में और कैसे फैसला दे सकेगा। पहली बैठक वह मुल्तबी कर चुका था। क्योंकि उसे अपने पर विश्वास नहीं था कि वह फैसला कर सकेगा। अपने लिए उसने दो दवाइयां चुनी थी। **(1) मिमुलस** — उसे डर था कि वह फैसला कैसे सुनायेगा। **(2) लार्च** — अपने में आत्मविश्वास की कमी के लिए।

उसको सुझाव दिया कि सबसे पहले वह **हार्न बीन** ले क्योंकि केस सुनने से पहले ही वह अपने में कमजोरी महसूस कर रहा है या तीनों दवाइयों के मिश्रण से ही ईलाज शुरू करे।

235. विशाल (18 वर्ष) बहुत उदास था। थोड़े दिन पहले ही उसको एक कॉलेज में मैनिजमेन्ट कोर्स के लिए दाखिला मिला था। ये बड़ी कामयाबी समझी जाती थी और कई लोग उसके घर

मुबारकबाद देने आ रहे थे। परन्तु विशाल को कोई खुशी न थी। वह बहुत उदास एक कोने में बैठा था। ये उदासी उसको 8 दिन पहले से शुरू हुई। जब वह कॉलेज में एडमीशन फीस जमा कराने गया। पुराने विद्यार्थियों ने उसकी बड़ी रैंगिग की। उसके मन में एक डर बैठ गया कि फीस जमा कराने के समय अगर मेरी ये दुर्गति हुई है तो जब मैं कॉलेज में पढ़ने जाऊँगा तो मेरा क्या हाल होगा। यही विचार उसे बार-बार सता रहा था। **मिमुलस + ह्वाइट चेस्ट नट** तीन बार रोज़ देने से तीसरे दिन उसकी मानसिक अवस्था ठीक हो गई। न डर रहा न उदासी।

236. श्रीमती रमा बजाज को पुराना सिरदर्द था। उसकी एक सहेली ने सुझाव दिया कि आप इस सिरदर्द की अभी अच्छी तरह जांच करवा लो। क्योंकि सुशीला ने ऐसी ही सिरदर्द की वक्त पर जांच न करवाई और वह आखिर में दिमाग का टयूमर बन गया। सहेली की ये राय सुनने के बाद रमा को हर समय टयूमर का डर रहने लग गया।

ह्वाइट चेस्ट नट + मिमुलस + चैरी प्लम का मिश्रण दो महीने लगातार देने से रमा को सिरदर्द का आराम आ गया।

237. सुशीला साहनी की टांगों में दर्द था। दिन-रात चीखती रहती न स्वयं सोती न किसी को सोने देती। डिक्टेटर वाला स्वभाव था। किसी की बात न बर्दास्त करती और सभी से अपना हुक्म मनवाती, काफी बड़ा परिवार था। लड़के, लड़कियाँ, पोते, पोतियां एक ही बड़ी कोठी में रहते। सुशीला साहनी चारपाई पर बीमार पड़ी ही हर एक पर अपना हुक्म चलाती थी। वह चाहती थी कि उसका प्रत्येक रिश्तेदार उसकी मिजाज पुस्ती के लिए आये, उसके पास बैठे और उसी की मर्जी क़े अनुसार ही अपना जीवन व्यतीत करें। उसके इस कठोर स्वभाव में सिर्फ दो व्यक्तियों के लिए नर्म जगह थी। एक तो उसका डॉक्टर जो

उसका ईलाज करता था। दूसरे उसकी छोटी पोती। जिसको अपने से कभी अलग नहीं करना चाहती। इन दोनों पर वह न कभी चीखती न गुस्सा करती।

वाइन + **चिकोरी** + **चैरी प्लम** का मिश्रण 6 महीने लगातार देते रहे। उसका चीखना तो हफ्ते बाद ही बन्द हो गया था सिरदर्द भी कम हो गया। बच्चों ने भी महसूस किया कि दादी का क्रोध अब बहुत कम हो गया है। मगर एक महीने बाद उसने ये दवाई बन्द कर दी और वापस एलोपैथिक ईलाज शुरू कर दिया।

238. मनप्रीत कौर ने अपना वायरल बुखार तो एलोपैथिक ईलाज से ठीक कर लिया परन्तु इसके पीछे रह गई खाँसी और कमजोरी का ईलाज न हो सका, भूख लगनी भी बिलकुल बन्द हो गई थी। सेन्टोरी — दवाई तीन बार रोज देने से उसकी हालत में सुधार हुआ।

239. प्रोफेसर ए. एन. अग्रवाल के गले की तकलीफ़ का आराम होम्योपैथिक दवाई से आ चुका था। परन्तु शाम के समय जब गले में थोड़ी खराश हुई, तो उसको डर लगा कि रात को ये तकलीफ़ बढ़ न जाए।

मिमुलस + **क्रैब एपल** का मिश्रण तीन बार देने से गले की खराश और डर दोनों से छुटकारा मिल गया।

240. करतार सिंह के हाथों और बाजुओं पर कुछ सफेद निशान हो गये और चमड़ी भी खुरदरी हो गई। मामूली खारिश कभी-कभी होती और कोई दर्द या तकलीफ़ नहीं थी। परन्तु वह निशान भद्दे लगते थे और ये भी डर लगता था कहीं बढ़ न जाएं।

ह्वाइट चेस्ट नट + **मिमुलस** + **क्रैब एपल** का मिश्रण दिन में तीन बार देने से एक हफ्ते के बाद उसके मन से डर निकल गया। फिर भी ये नुक्स 6 हफ्ते के लिए जारी रखा।

241. सतिन्दर सिंह की आँख के ऊपर एक सफेद निशान था। जिसकी उसने कभी परवाह न की। परन्तु जब एक और निशान उसके होठों पर हुआ तो उसको चिन्ता हो गई कि ये निशान फुलवहरी का तो नहीं। मन में हर समय इसी का विचार रहने लगा। कामकाज में इतना मशरूख था कि उससे भी मन में खिचाव रहता। स्वभाव में बहुत जल्दबाजी थी। उसकी मानसिक दशा और स्वभाव के सुधार के लिए ये नुकसा तैयार किया।

बरबेन (तनाव) + **इम्पेसेन्स** (जल्दबाजी) + **मिमुलस** (डर)+ **क्रैब एपल** (फुलवहरी निशान) + **ह्वाइट चेस्ट नट** ये पांचों दवाईयाँ लगातार 6 महीने देने से निशान भी ठीक हो गया और स्वभाव में भी नर्मी आ गई।

242. महराज किशन (65 वर्ष) स्वभाव का बहुत गरम था। घर में हौवा बना हुआ था। अनुशासन का बहुत पक्का था। घर में किसी की क्या मजाल कि उसके बनाये नियम का उल्लन्घन करे। एक बार उसने अपने नये शादी शुदा बेटे व बहू को एक घन्टा बाहर सड़क पर खड़ा रखा और गेट का ताला न खोला क्यों कि रात के दस बज चुके थे। यही स्वभाव उसकी अपनी माता का था। अपनी पत्नी से बोलचाल बन्द कर दी, जब उसने ये सुझाव दिया, कि अपने जवान बेटे को उसके दोस्तों और रिश्तेदारों के सामने न जलील किया करो। मानसिक तनाव की वजह से उसको ऐसा दौरा पड़ा कि दस दिन तक अस्पताल में रहना पड़ा। जब वह वापस आया तो उसके लिए निम्न नुकसा तैयार किया—

(1) होल्ली — घृणा के लिए

(2) बीच — अतिअनुशासन प्रिय

(3) वालनट — विरासत में मिली बीमारी

(4) इम्पेसेन्स — बेसब्री। ये चार दवाइयों का मिश्रण 6 महीने लगातार देना पड़ा।

243. मुसद्दी लाल को बवासीर की शिकायत थी। होम्योपैथिक ईलाज से दर्द और खून दोनों बन्द हो गये। कोई तकलीफ़ न थी परन्तु जब कभी पाखाने के बाद सफाई करते समय हाथ मलद्वार पर लगता तो वह महसूस करता कि कोई नाड़ी सूजी हुई है। उसे डर हो गया कि बुढ़ापे में ये तकलीफ़ बढ़ न जाए। इसलिए वह इसका इलाज अभी से करवाना चाहता था।

क्रैब एपल + मिमुलस का मिश्रण रोज़ तीन बार लेने से उसका डर और सूजन की चेतना समाप्त हो गई।

244. पिंकी (15 वर्ष) की ये शिकायत थी कि उसको स्कूल की पढ़ाई बिलकुल याद नहीं रहती। वह अपने दिमाग की ताकत को बढ़ाने के लिए टानिक की मांग कर रही थी। पूछने पर पता लगा कि जो बात उसके मतलब की हो, वह कभी नहीं भूलती, न ही सिनेमा में देखी पिक्चर भूतली, वह सिर्फ वही बात भूलती जो वह ध्यान से न सुनती और स्कूल की पढ़ाई में भी सिर्फ वह मजमून न याद रहता, जिसमें उसकी रूचि न होती।

चेस्ट नट बड + हार्नबीन + आलिव — तीनों दवाइयों का मिश्रण एक हफ्ते के लिए बनाकर दिया। आराम महसूस होने पर यही मिश्रण और तीन हफ्ते के लिए बना दिया।

245. 15.9.95 जोध सिंह (72 वर्ष) लन्दन में पुराने रहने वाले थे। वह हेमकुन्ड साहिब की यात्रा के लिए भारत आये। एक रिस्तेदार के घर हमारी आपस में मुलाकात हुई तो पता लगा कि उनको कई बीमारियाँ हैं। जैसे — हाई ब्लड प्रेशर, शुगर, संग्रहणी इत्यादि। दवा दारू उनकी इग्लैण्ड में मुफ्त थी और उनका बैग अंग्रेजी दवाइयों से भरा हुआ था। पिछले दो साल से उनको टट्टियाँ लगी हुई थी और रात में कई बार पेशाब के लिए उठना पड़ता। पिछले 25 वर्ष से वह लगातार हाई ब्लड प्रेशर की दवा ले रहे थे। ब्लड प्रेशर तो ठीक न हुआ मगर

दवाई जारी रही। शरीर के सारे अंगों की जाँच हुई मगर कोई नुकस न निकला। फिर भी दवाइयाँ उनको मिलती ही रही। ब्लड प्रेशर चेक किया तो 140/92 था।

चाइना-30 (China-30) देने से उनके दस्त ठीक हो गये। उनकी मानसिक हालत की जाँच करके ये दवाइयाँ निकाली।

(1) **जैंन्सियन** — उदासीनता

(2) **मिमुलस** — डर यात्रा में जाने का

(3) **क्रैब एपल** — संग्रहणी से छुटकारा पाने की इच्छा

(4) **वालनट** — पुरानी बीमारी

(5) **चैरी प्लम** — बार-बार पेशाब आना

(6) **ह्वाइट चेस्ट नट** — बार-बार बीमारी का विचार आना।

- बार-बार पेशाब आने के लिए चेरी प्लम की तीन खुराक दी, जिससे ये शिकायत ठीक हो गई।
- एक मिश्रण **जैंन्सियन** + **मिमुलस** तीन बार रोज एक हफ्ते के लिए।
- एक मिश्रण — **ह्वाइट चेस्ट नट** + **बालनट** + **क्रैब एपल** तीन खुराक रोज़ एक महीने के लिए।

जोधसिंह ने एक हफ्ते के बाद खुशी-खुशी हेंमकुण्ड साहब की यात्रा की और यही नुकसा अपने साथ इग्लैण्ड ले गये।

246. 28.10.95 जे० के० धवन एक कारखाने के मालिक थे। कुछ समय से काम ढ़ीला होने की वजह से बहुत उदास रहने लगे। कुछ रोज़ फैक्ट्री गये। खारिश भी बढ़ गई स्वभाव में तेजी आ गई। आत्मविश्वास समाप्त हो गया और भविष्य का डर लगने लगा। किसी को कुछ न कहता मगर अपने अन्दर गम पीता रहा। एक मिश्रण **एग्रीमनी** + **मिमुलस** + **लार्च** तीन बार रोज़ लेने से एक हफ्ते में उनकी हालत दुरस्त हो गई और वह अपने कारखाने जाने लगे।

247. हरमीत सिंह कभी भी काम करने से पहले न सोचता। बचपन में एक बार अपनी छत पर पतंग उड़ा रहा था। तो किसी ने आवाज दी कि अगर तू छत से नीचे छलांग लगा दे तो तुझे दस रूपये दूंगा। तो उसने बिना सोचे समझे पक्की छत पर छलांग लगा दी, किस्मत अच्छी थी बच गया। एक बार तैरना सीखने के लिए गुप्ता स्कूल में भेजा। तो पहले ही दिन उसने दूसरों को पानी में छलांग मारते देखा, तो उसने भी छलांग लगा दी, तो उसको मास्टर ने उसे डूबने से बचा लिया। अब वह पढ़ लिखकर नौकर हो गया है। उसको, अपनी जेब पर कोई कन्ट्रोल नहीं, जब बाजार जाता है तो जो चीज़ अच्छी लगी खरीद ली, चाहे उसकी कभी भी जरूरत न पड़े, अपनी जेब खाली करके ही वापस लौटता है। घरवाले उसे कंजूस कहते हैं क्योंकि वह अपने लिए तो खूब खर्च करता है, मगर अपने भाई बहन के लिए उसके पास पैसे ही नहीं होते हैं। उसके लिए दो दवाइयों का मिश्रण तैयार किया। **(1) चिकोरी** — स्वार्थी (अपने ही लिए खर्च करता किसी और के लिए नहीं)। **(2) चैरी प्लम** — मनतरंग से काम करता है सोच कर नहीं।

यह मिश्रण लगातार 6 महीने देने के बाद उसके स्वभाव में परिवर्तन आया।

248. 29.9.95 जसप्रीत कौर (16 वर्ष) को पिछले 13 महीने से हल्का बुखार 99-100°F रहता था। होम्योपैथिक ईलाज भी रहा चाहे सारे टेस्ट साफ निकले। परन्तु कोई कमी न मालुम हुई। वह जन्म से ही कमजोर थी। बचपन से ही हाथ-पैरों में दर्द था। हर समय नींद आयी रहती। 1992 में टाइफाइड बुखार हुआ। टी० बी० के शक में ही डॉक्टरी ईलाज किया गया। खारिश और काले धब्बे शरीर पर थे। कोई चीज़ अच्छी न लगती। यदि भूख लगे तो भी एक दो ग्रास खाने के बाद भूख हट जाती। काले धब्बों से छुटकारा पाना चाहती है। डरती है

कि इनके कारण बदसूरत न हो जाए। मन में भाई के लिए ईर्षा भाव है। क्योंकि उसकी दादी और रिश्तेदार लड़का होने के कारण उसको प्राथमिकता देते हैं। एक खुराक **सिफलाइनम-1M** दी, क्योंकि वह जन्म से ही बीमार और कमजोर रही है।

होल्ली + विलो — चार बार दिन में दस दिन के लिए दी।

11.10.95 पिछले तीन दिन से कोई बुखार नहीं परन्तु छोटी-छोटी बात पर वह गर्म हो जाती है।

होल्ली + विलो + इम्पेसेन्स का मिश्रण चार बार प्रतिदिन दो महीने के लिए दिया।

249. 11.10.95 श्रीमती दयोल 40 वर्ष ने अपने कॉलेज का समय बहुत खुशियों से गुजारा, वो स्वभाविक तौर पर बहुत मिलन सार और खुशमिजाज थी। जब उसकी शादी एक बड़े फौजी अफसर से हुई तो उसकी भाईचारे की जिंदगी समाप्त हो गई। उसका पति अन्तर मुखी था। उसके अपने बहुत कम मित्र थे। न तो वह किसी के घर जाता और न वह किसी को अपने घर बुलाता। मिजाज का सख्त था और अपनी बात के खिलाफ कुछ सुनने को तैयार न होता। श्रीमती दयोल को घर में शांन्ति रखने के लिए ये सारा दुख चुपके से सहना पड़ा। छुपकर रोती, उसके मन के भीतर पति के लिए नफरत हो गई क्योंकि उसके अन्तरमुखी होने के कारण वह ऐसा जीवन व्यतीत करने पर मजबूर हो गई। जैसे — बिरादरी ने उनको अलग कर दिया हो। **स्टेफिस एग्रिया-1M** एक खुराक रोज़ 3 दिन के लिए दी। ताकि उसके अन्दर दबी हुई भावनाऐं उसके दिमागी सन्तुलन को न बिगाड़ें। एक मिश्रण —

एग्रीमनी + होल्ली + चेरी प्लम — तीन बार प्रतिदिन लेने को कहा 4 दिन के बाद श्रीमती दयोल का फोन आया कि मैं पहले से बहुत बेहतर महसूस कर रही हूँ और उनके पास बैच

फलावर की दवाइयाँ और किताब मौजूद है इसलिए वह अपना ईलाज स्वयं करती रहेगी।

250. कर्नल दयोल (46 वर्ष) एक नेक नियत और साफ गोई इंसान था। परन्तु हर समय वह उदास रहता था। उसके विकास में कुछ ऐसी मानसिक रूकावटें थी कि वह खुश रह नहीं सकता था। वह अन्तरमुखी था। किसी मित्र दोस्त रिस्तेदार का आना जाना नहीं था। ईषा, शक, गर्म स्वभाव प्रत्येक बात का ऋणपक्ष देखना, ये उसके स्वभाविक चिह्न थे। वह न खुद खुश रहता न घर में खुशी का वातावरण बनने देता। उसकी पत्नी उसके लिए दवाई लेने आई। **जैन्सियन** + **होल्ली** + **इम्पेसेन्स** का मिश्रण प्रतिदिन तीन बार लेने के लिए मिश्रण बना दिया।

251. सम्राट सिंह (18 वर्ष) बी० ए० में पास हो चुका था। अब वह ये फैसला न कर सके कि इसके आगे क्या करना है। पढ़ाई जारी रखे, नौकरी ढूँठे या अपना काम शुरू करे। घर का वातावरण अच्छा न था। पिता के स्वभाव से सारा परिवार परेशान था। माँ बहुत दुखी थी और उसे हर समय माँ की चिन्ता रहती थी। हर समय यही विचार रहता कि इस माहौल में वह किसी भी काम में कैसे कामयाव हो सकता है। उसको निम्न मिश्रण बना के दिया।

(1) **वाइल्उ ओट** + **जैन्सियन**

(2) **ह्वाइट चेस्ट नट** + **रेड चेस्ट नट** + **मिमुलस** – दोनों मिश्रण दिन में तीन बार रोजना लेने से एक हफ्ते बाद उसके मन से शंका और डर दोनों निकल गये। इसलिए अगले नुकसे में **वाइल्ड ओट** + **ह्वाइट चेस्ट नट** + **रैड चेस्ट नट** इन तीनों दवाइयों का मिश्रण तीन बार रोज़ एक महीने के लिए दी।

252. महेन्द्र कुमार (62 वर्ष) ने कुछ समय पहले शराब और सिगरेट पीने की पुरानी आदतें छोड़ दी थी। अब उसके मुँह में छाले हो गये और सीने पर कुछ सफेद निशान हो गये। कोई खारिश व दर्द वगैरह न था। सिर्फ वह निशान भद्दे लगते थे और उसे डर था कि ये निशान बढ़ न जाएं।

क्रैब एपल + मिमुलस दिन में तीन बार प्रतिदिन लगातार देने से 15 दिन के बाद उनका रंग धीमा पड़ गया। यही मिश्रण और 15 दिन के लिए जारी रखा।

253 श्रीमती विमल सिंह (50 वर्ष) अपने पति की बीमारी से बहुत दुखी थी। हर समय उस को चिन्ता मन में रहती थी। जब डॉक्टरों ने ये कह दिया कि मिस्टर सिंह के दिमाग का कुछ हिस्सा गल गया है और ये बीमारी बढ़ तो सकती है परन्तु इसका ईलाज कोई नहीं है। तो विमल की आखिरी आस भी जाती रही और वो ये महसूस करने लगी कि उसके सब्र का बांध टूट गया और वह अब पीड़ा सहने के काबिल नहीं रही। यही दुख भरी कहानी लेकर वह अपने पिता के पास गई। वहाँ उसको बैच फलावर रैमेडीज़ की किताब प्राप्त हुई। वह किताब और अपने पति को साथ लेकर मेरे पास आई। उसकी मानसिक हालत यों लिखी —

(1) हद से गुजर गई एक मानसिक पीड़ा

(2) पति के लिए चिन्ता

(3) हर समय चिन्ता का विचार कर परेशान होना

(4) अपने भविष्य का डर

स्वीट चेस्ट नट + रेड चेस्ट नट + ह्वाइट चेस्ट नट + मिमुलस इन चारो दवाइयों का मिश्रण तीन बार रोज लेने से एक हफ्ते के बाद उसको धीरज आने लगा। दो महीने के बाद इसी इलाज से वह नार्मल हो गई।

254. कविता के पैर में सूजन थी। रात सोये हुये किसी कीड़े ने काटा और एक फुन्सी सी बन गई। खारिश करने पर वह छिल गई और अल्सर बन गई। बंगलौर में एक होम्योपैथिक डॉक्टर ने **नैट्रम कार्ब** दवाई दी, कोई आराम न आया फिर डॉक्टर ने वह टीका लगाया अल्सर के ऊपर मलहम लगाई मगर वह फैलता ही गया। जब कविता हमारे पास आई तो अल्सर दो इंच घेरे में फैला हुआ था। चमड़ी काली हो गई थी। दर्द और खारिश तो न थी। मगर देखने में भद्दा लगता था और उसको फैलने का भी डर था।

मिमुलस + **क्रैब एपल** के मिश्रण से एक हफ्ते में अल्सर का घेरा सिकुड़ता गया और उसको एक महीने के लिए यही दवाई बना दी।

255. गुरपाल कौर (42 वर्ष) को गठिया से जोड़ो के दर्द थे। यही बीमारी उसकी माता और उसकी बड़ी बहन को भी थी। माता तो हिलने-जुलने से भी लाचार थी। गुरपाल कौर को हर समय ये चिन्ता लगी रहती कि ये खानदानी बीमारी उसको भी उसकी माँ की तरह बेकार न कर दे।

ह्वाइट चेस्ट नट + **वालनट** + **मिमुलस** का मिश्रण दस दिन देने के बाद उसके मन से डर तो निकल गया तो अगले मिश्रण में **ह्वाइट चेस्ट नट** + **वालनट** का मिश्रण दो महीने के लिए बना दिया।

256. जोगिन्दर कौर का बुखार तो टूट गया। मगर उसके बाद खांसी वाकी रह गई। हर समय गले में खारिश रहती। किसी चीज़ का स्वाद ठीक न लगता और छाती में भारीपन की चेतना रहती।

ह्वाइट चेस्ट नट + **सैन्टोरी** + **विल्लो** + **क्रैब एपल** का मिश्रण चार बार रोजाना देने से चार दिन के बाद उसको बिलकुल आराम आ गया।

257. निद्धि दत्ता (18 वर्ष) को इम्तहान के नाम से ही इर्लजी हो गई। इम्तहान से डर तो उसे बचपन से ही था। परन्तु किसी तरह वह 11 कक्षा तक पहुँच गई। अब बोर्ड का इम्तहान उसके सामने हौव्वा बनकर खड़ा हो गया। दो महीने पहले उसे वायरल बुखार हुआ। बुखार तो ठीक हो गया परन्तु उसके बाद उसके मन में उदासी आ गई। जब भी उसके माता-पिता या और सम्बन्धी उसको ये चेतावनी देते कि बोर्ड के इम्तहान के लिए अच्छी तैयारी करो क्योंकि अच्छे नम्बर लेने पर ही वह कॉलेज में एडमीशन ले सकेगी तभी उसके अन्दर इम्तहान का डर बढ़ जाता। अब ये डर एक भयानक रूप ले चुका था। वह जब भी इम्तहान का नाम सुनती तो चिल्लाना शुरू कर देती। बहुत जोर से रोती, अब माता-पिता ने उसे छूट दे दी कि वह अपनी मर्जी से पढ़े या न पढ़े। वह उसको इसके बारे में कुछ नहीं कहेंगे। फिर भी निधि इम्तहान के भूत से छुटकारा न पा सकी। कभी किताब खोलती तुरन्त बन्द कर देती और रोना शुरू कर देती। उसका आत्मविश्वास बिलकुल समाप्त हो गया था। सेहत उसकी खराब हो रही थी। उदासी बढ़ रही थी और क्रोध इतना अधिक हो गया कि वह अपने आप को कन्ट्रोल न कर सकती।

23.11.95 उसको **(1) राकरोज** (बहुत डर)

(2) चेरी प्लम (रोना)

(3) लार्च (आत्मविश्वास में कमी)

तीन दवाइयों का मिश्रण चार बार रोज़ लेने को कहा।

1.12.95 — कोई आराम नहीं आया, कभी रोती है कभी हंसना शुरू कर देती है। कुछ समझ नहीं आता। सोने में आराम महसूस करती है। जाग्रत अवस्था में ऐसा महसूस करती है कि उसके

अन्दर कोई ऐसी शक्ति है जो उसे गलत काम करने पर मजबूर करती है। सहेलियों के साथ बातचीत करते समय ठीक रहती है। जब भी अकेली होती है; उसके अन्दर की आवाजे परेशान करती है। कभी उसको बहुत क्रोध आता है और कभी दिमाग बिलकुल सुन्न हो जाता है। नया नुकसा इस प्रकार बना।

(1) **ह्वाइट चेस्ट नट** — दिमाग सुन्न होना

(2) **स्क्लेरेन्थस** — मन की अस्थिरता (कभी रोना कभी हंसना)

(3) **चैरी प्लम** — क्रोध

(4) **क्रैब एपल** — मन में दूसरी शक्ति की भूठी चेतना

इन चार दवाइयों का मिश्रण तीन बार रोज लेने को कहा।

6.12.95 — हालत में बहुत सुधार। अपने आप स्कूल चली गई और एक विषय का टेस्ट भी दिया। नुकसा वही जारी रखा।

6.3.96 — बोर्ड के इम्तहान शुरू हो गये। निधि पहला पेपर भी दे आई। उसका आत्मविश्वास बढ़ाने के लिए — **मिमुलस** + **लार्च** का मिश्रण बना दिया।

258. 19.11.95 सुनीता रानी (27 वर्ष) हिसार से अपनी बहन की बीमारी की हालत बताकर अपने लिए दवाई लेने आई। उसने बताया कि वह घर पर अपने बृद्ध माँ-बाप और तीन छोटी बहनों के साथ रहती है। माता-पिता बृद्ध होने के कारण घर की सारी जिम्मेदारी उसी के सिर पर है। वह स्वयं नौकरी करती है। छोटी बहन के ईलाज के लिए दौड-धूप और उसकी

बीमारी की चिन्ता से इसकी अपनी सेहत गिर रही है। थोड़ा काम करने से थक जाती है। एक तरफ अपनी जवान बहन की बीमारी दूसरी तरफ अपनी सेहत गिरने की चिन्ता उसको दिन-रात परेशान किये रहते हैं।

ह्वाइट चेस्ट नट + **रेड चेस्ट नट** + **मिमुलस** का मिश्रण तीन बार रोज लेने को कहा।

13.12.95 —— पहले से बहुत आराम महसूस हुआ और यही नुकसा एक महीने के लिए जारी रखा।

259. जयबीर सिंह (12 वर्ष) को एक दिन शाम के समय छाती में घुटन महसूस हुई फिर अपने आप हट गई। पिछले दो महीनों पहले से अधिक बढ़ती जा रही है। जपबीर सिंह इस तकलीफ़ को चुपचाप सहता है और जब तकलीफ़ अधिक हो तो इनहेलर मशीन की सहायता लेता है। तीन दवाइयों का मिश्रण **एग्रीमनी** + **ह्वाइट चेस्ट नट** तीन बार रोज़ लेने से उसको आराम आना शुरू हो गया। ये ईलाज 6 महीने चला। पिछले एक साल से उसको इस तकलीफ़ का दौरा नहीं पड़ा।

260. कोमल कौर (30 वर्ष) के पिछले 6 वर्ष के वैवाहिक जीवन में सिर्फ एक साल खुशी का मिला। उसके बाद उसके पति और पिता में कुछ गलतफहमी हो गई। जो पिछले 5 वर्ष में ठीक न हुई और बढ़ती ही गई। अब ये हालत है कि वो एक दूसरे की शक्ल भी नहीं देखना चाहते। जब कभी आमना-सामना हो जाए तो दामाद का पारा इतना चढ़ जाता है कि वह बहुत ऊँचा बोलता है। कोमल का पिता दिल का रोगी है और उसकी माता अस्थमा की मरीज़ है। कोमल के मन पर इसका बहुत बोझ है। परन्तु वह बेबस है। पति के पांव का अँगूठा गठिये से सूजा हुआ है और बहुत दर्द करता है। उसके पति के लिए **होल्ली** – धृणा के लिए दवाई चार बार रोज़ देने के

लिए दी। एक हफता दवाई खाने के बाद उसके पति के स्वभाव में बहुत परिवर्तन हुआ। घृणा की तीव्रता बहुत कम हो गई। वह कोमल के साथ एक बार ससुराल भी चला गया और वहाँ बात भी ढंग से की। उसके पैर की सूजन व पीड़ा दोनों कम हो गये। कोमल के मन का तनाव हट गया और दोनों परिवारों में सुख-चैन आ गया। दवाई 15 दिन और चली।

261. मीनू (20 वर्ष) हिसार से अपनी बहन अनीता रानी की बीमारी का हाल बता के दवाई लेने आई और साथ ही अपनी तकलीफ़ ऐसे बयान की कि पेट में खालीपन महसूस होता है। कोई चीज़ नहीं पचती। बलगम गले में गिरती है। हाथ पांव काँपते हैं। बन्द कमरे में दम घुटता है। खुली हवा अच्छी लगती है। छोटी-छोटी बात पर रोना आ जाता है। बहुत घबराहट होती है। मन में एक खौफ सा बैठ गया है जो हर समय रहता है। पुरानी बातें मन से निकलती ही नहीं। अपने पिता नन्दलाल और अपनी बहन अनीतारानी की बीमारी से बहुत चिन्तित रहती है।

(1) **राकरोज** — खौफ।

(2) **रेड चेस्ट नट** — दूसरों की चिन्ता।

(3) **ह्वाइट चेस्ट नट** — पुरानी यादे।

(4) **क्रैब एपल** — झूठी चेतना पेट का खालीपन। दिन में चार बार रोज़ना लेने को कहा एक हफ्ते के बाद उसने बताया की आराम है। यही नुकसा तीन महीने के लिए चला।

262. नन्दलाल (40 वर्ष) के घुटनों में दर्द था, वह बैठ जाए तो बिना सहारे के उठ नहीं सकता था। सीड़ियाँ चढ़ना या उतरना बहुत कठिन था। पेशाब के साथ धात निकलती थी। उसके मन में डर हो गया कि धात हड्डियों को कमजोर कर रही है। कही वह बिलकुल अपाहिज न हो जाए। उसकी कई साल की जवान लड़की का मानसिक सन्तुलन बिगड़ गया। कभी वह ठीक हो

जाती कभी पागलों की तरह हरकतें करती। नन्दलाल अपने अन्दर एक गहरा सदमा लिए फिरता। उसके पिता ने उसको अपनी सारी जायदाद और विरासत से बेदखल कर दिया था जब कि वह उसका अकेला लड़का था। बड़ी मुश्किल से उसको इस कारण का पता लगा। नन्दलाल की शादी के बाद उसके पिता ने अपनी बहू के साथ नाजायज़ सम्बन्ध रखने का प्रयत्न किया और उसकी बहू ने ऐसे शर्मनाक सुझाव को ठुकरा दिया। तब उसने ये धमकी दी थी कि वह अपने बहु और बेटे की जिन्दगी बरबाद कर देगा। नन्दलाल के अन्दर इस गम और गुस्से की अग्नि दबी हुई चली आ रही थी। **स्टैफिस एग्रिया-1M** एक खुराक रोज़ तीन दिन के लिए दी ताकि वह अपने दबे हुए गुस्से-गम से छुटकारा पा सके।

(1) **एग्रीमनी** — अन्दरूनी गम

(2) **रेड चेस्ट नट** — लड़की की चिन्ता

(3) **चैरी प्लम** — असह पीड़ा

(4) **व्हाइट चेस्ट नट** — अपने साथ हुई बेइंसाफी की लगातार याद चार दवाइयों का मिश्रण दिन में चार बार लेने को कहा। ईलाज चार महीने जारी रहा।

263. शरदूल सिंह अपने 6 महीने की छोटी बच्ची के लिए दवाई लेने आया। बच्ची हर समय रोती रहती थी। उनको कुछ समझ न आती कि क्या किया जाए। डॉक्टर भी कुछ न बता सका कि उसको तकलीफ़ क्या है। **रेस्क्यू** दवाई देने के बाद बच्ची का रोना बन्द हो गया। छोटे बच्चों के लिए जो अपना दुख दर्द नहीं बता सकते **रेस्क्यू** दवाई एक न्यामत है।

264. हरमिन्दर कौर के घर चौदह साल का नौकर उदास हो गया। रोता जाय और कहे कि मैंने काम नहीं करना तथा घर जाना है। मुझे माँ की बहुत याद आती है और घर से चिट्ठी भी नहीं

आई। काम छोड़ कर एक तरफ बैठ जाता, कभी कहता मुझे सिरदर्द है कभी कहता मैं थक गया हूँ। जब किसी प्यार दिलासे से उसका रोना बन्द न हुआ तो रेस्क्यू दवाई उसके मुँह में डाल दी तब उसका रोना बन्द हुआ। उसके लिए –

(1) **चिकोरी** – घर का अत्यधिक लगाव

(2) **आलिव** – कमजोरी

इन दो दवाइयों का मिश्रण तीन बार रोज़ देने से बहादुर अपने काम में मस्त हो गया। फिर उसने घर जाने के लिए या थकावट की शिकायत न थी।

265. सरदार सिंह बांगा (80 साल) की उम्र में सचमुच सठिया गया। याददास्त बिलकुल खो गई। सुबह नाश्ता करने के दस मिनट बाद कहता कि आज मुझे नाश्ता नहीं देना। कोई समान खरीदे तो सामान लाना भूल जाए। कोई सन्देशा न पहुँचा सके। बार-बार पेशाब करने जाए और कई बार कपड़े भी खराब कर ले। कमजोरी की बहुत शिकायत करता था और ताकत की दवाई की मांग करता था। देशी, अंग्रेजी और होम्योपैथिक ईलाज बड़े डॉक्टरों के हो चुके थे परन्तु किसी से आराम न आया। शारीरिक और मानसिक कमजोरी के लिए – **आलिव** और टॉनिक की मांग के लिए – **हार्न बीन** – दो दवाइयों का मिश्रण बना दिया। तीन बार रोज़ देने से उसको तीन दिन में आराम आना शुरू हो गया और एक महीने के ईलाज से उसकी सारी परेशानी ठीक हो गई।

266. गौतम बी० ए० में पढ़ता था। होशियार था मगर पढ़ाई में दिल नहीं लगता था। बड़े शौक से पढ़ाई के लिए बैठता मगर ध्यान पढ़ाई में न लगकर दूसरी तरफ चला जाता। इम्तहान सिर पर आ जाता। 5-4 दिन दिनरात मेहनत करने से इम्तहान में पास हो जाता। जो चीज़ पढ़ लेता वह उसे याद रहती। **मिमुलस** + **स्कलेरेन्थस** का मिश्रण डिस्पेन्सरी से ले गया। तब उसने ये

बताया की इम्तहान की दवाई चाहिए। इस दवाई के बाद भी उसका पढ़ाई में दिल न लगता। उसकी माता ने किताब पढ़कर **चेस्ट नट बड** दवाई दी और **चेस्ट नट बड** वेध्याना होने की दवाई है। इससे कोई फर्क न पड़ा। तब दोनों माँ बेटे ये समझने के लिए आये कि दवाइयाँ उस पर क्यों असर नहीं कर रही। उनको बताया कि **मिमुलस** दवाई डर के लिए ठीक है। **स्क्लेरेन्थस** दवाई उस हालत के लिए है जब वह पिछला पढ़ा हुआ वक्त पर न याद रख सके। **चेस्ट नट बड** उस हालत के लिए है जो पढ़ते समय ध्यान न लगा सके और बार-बार वही गल्तियाँ करे। गौतम की तो ये हालत न थी। गौतम की तकलीफ़ ये थी कि उसकी पढ़ाई में रूचि न थी। इसलिए वह जल्दी उकता जाता था। इसलिए उसको आलिव दवाई की जरूरत थी। **आलिव + मिमुलस** का मिश्रण देने से गौतम टिक कर पढ़ाई कर सकता है।

267. सूर्या राव (45 वर्ष) तीन बहनो का अकेला भाई था। अच्छा पढ़ा लिखा इंजीनियर था। 15 साल सरकारी नौकरी भी की फिर छोड़ दी। रिश्वत न लेता था। इसलिए नौकरी में कामयाब न हुआ। पिछले डेढ़ साल से आमदनी का कोई जरिया न था। पहले जो पैसा जमा किया था उसी से जनसेवा के ऊपर खर्च करता और अपना सादा जीवन व्यतीत करता। मकान अपना था। शादी नहीं की थी और अकेला रहता था। बचपन से ही बीमार रहा। कान अन्दर से पके हुए थे। दांत दो लाइनों में पैदा हुए इसलिए निकलवाने पड़े। 8 साल की उम्र तक आधे दांत निकलवा चुका था। गले का ऑपरेशन भी हो चुका था। रेशा-जुकाम हर समय लगा रहता था। 14 साल की उम्र में उसके दादा का देहान्त हो गया। ये सदमा उसकी दादी न बर्दास्त कर सकी और उसने अपने आप को जलाकर आत्महत्या कर ली। उसकी जली हुई लाश का दृश्य आज तक वह नहीं भूला। वह

समझता है कि वह दोषी है क्योंकि उसकी माता ने अपनी सास को ठीक तरह नहीं संभाला जिससे वह आत्महत्या करने पर मजबूर हुई। उसका दिमाग हर वक्त उलझन में रहता है। उसे अपने भविष्य का डर शुरू हो गया। अपने मन के बुलबुले और इच्छाऐं उसने हमेशा दबा के रखी।

11.1.96 — **सिपलाइनम-1M** एक खुराक दी क्योंकि वह जन्म से ही बीमार है।

13.1.96 — **स्टैफिस् एग्रिया-1M** एक खुराक उसके दबे हुए बुलबुले से पैदा हुई अवस्था को ठीक करने के लिए।

(1) **ह्वाइट चेस्ट नट** — मरी हुई दादी की लाश का दृश्य बार-बार सामने आना

(2) **एग्रीमनी** — चुपीता दुख सहने के लिए

(3) **स्क्लेरेन्थस** — मन की उलझन

(4) **मिमुलस** — भविष्य का डर

इन चार दवाइयों का मिश्रण तीन बार रोज़ लगातार लेने को कहा। फरवरी के महीने में एक बार राव का फोन आया अब मुझे काफी आराम है और समय मिलने पर वह और दवाई लेने के लिए मिलेगा। फिर उससे मुलाकात नहीं हुई।

268. 12.1.96 सर्वजीत सिंह (38 वर्ष) ने अपनी दुखभरी कहानी यो बयान कि जब उसकी उम्र 14 वर्ष की थी; तो उसको एक नौजवान शादीशुदा रिश्तेदार लड़की ने प्यार के डोरे डालंने शुरू किये। वो उसके कमरे में आकर अपनी सफेद टांगों को लम्बा करके इसको उन पर हाथ फिराने के लिए कहती। इसको भी ये क्रिया अच्छी लगी और वह इन्तजार में रहता कि कब वह आये और वह इस क्रिया से आनन्द ले सके। ये सिलसिला नौ साल तक चलता रहा और इसमें काम चेस्टा भी पैदा हो गई। परन्तु

इसने अपने आप पर काबू रखा और उस रिश्तेदार की लड़की के साथ कोई नाजायज सम्बन्ध न रखा। 19 साल की उम्र में और दो चार लड़कियों से इसने अपने काम पिपासा पूरी की, परन्तु उस रिश्तेदार लड़की की सफेद और नर्म नर्म टांगों का दृश्य और स्पर्स आज भी याद आता और सताता। इसने 23 साल की उम्र में पढ़ाई समाप्त करके वकालत का सर्टिफिकेट तथा लाइसेन्स भी ले लिया। मगर वकालत कर न सका। किताब खोलता पर पढ़ न सकता। हालत इतनी बिगड़ गई कि इसका मानसिक और शारीरिक सन्तुलन दोनों समाप्त हो गये। 1980 से 84 तक डॉक्टरों ने नींद की गोलियाँ और टीके लगाकर इसको बिलकुल बेहिस कर दिया। हर समय लेटा रहता, कोई काम न कर सकता, किसी से बातचीत भी न कर सकता। 1984 से 1985 तक इसको बिजली के झटके भी लगाये गये। 1985 से 87 तक एलोपैथिक ईलाज हुआ। डरपोक तो ये बचपन से ही था और वे कमजोरी इसकी माँ में भी थी। अब अंग्रेजी दवाइयों ने इसकी हालत और बिगाड़ दी। कब्ज़ हो गई पेट में गैस का अफारा हो जाए और सारे शरीर में दर्द रहता। सिर पत्थर की तरह भारी, हर समय लेटे रहने की इच्छा। रंग काला पड़ गया और शकल बिगड़ गई। 1987 से 1995 तक होम्योपैथिक ईलाज जारी रहा, जिससे वह पहले वाली दुर्दशा से निकल चुका है। परन्तु अभी ठीक नहीं हुआ। होम्योपैथी में – **इग्नीशिया, स्टैफिशएग्रिया, एसिड़ फास** और **नैट्रम म्योर** फायदा देती रही है। वह 1984 में सांई बाबा के पास भी गया। उन्होंने अशीष दी और ये कहा कि अपने विचार ठीक करो। तुम्हारी सारी बीमारी का कारण अशुद्ध विचार है। अब उन्होंने आदेश दिया कि शादी करवा लो घर वाले भी जोर लगा रहे हैं कि शादी करा लो एक लड़की भी पसन्द कर चुके हैं। परन्तु सर्वजीत तैयार नहीं, उसको अपने आप पर विश्वास नहीं कि वह अपनी पत्नी को वैवाहिक सुख दे सकेगा। इस समय उसकी मानसिक स्थिति ये है।

(1) उसको शक है कि वो कभी भी पूर्ण रूपेण स्वस्थ हो सकेगा।

(2) पुरानी यादें अक्सर तंग कर रही है।

(3) डर, अपने भविष्य का।

(4) वह तुरन्त ठीक होना चाहता है और इन्तजार नहीं कर सकता।

(5) शरीर में झूठी चेतना जैसे सिर भारी हो गया।

(6) कोई उसके बारे में बात करे तो बहुत महसूस करता है।

(7) अपनी इच्छाओं और मन तरंगों को दबाये रखता है।

12.1.96 — **स्टैफिस एग्रिया C-M** एक खुराक दी ताकि मन के अन्दर दबी हुई इच्छाओं से पैदा हुई ग्लानि दूर हो सके **ह्वाइट चेस्ट नट + वाल नट + मिमुलस** रोज़ तीन बार लेने को कहा।

29.1.96 — कुछ आराम महसूस करता है वही नुक्सा जारी रखा।

19.2.96 — पूरा ठीक हो जाने में अभी भी सन्देह है। पुरानी यादें बहुत कम हो गई है और भविष्य का डर भी नहीं रहा। थकावट जल्दी हो जाती है। सुबह उठने के समय दिक्कत महसूस करता है। अब वह शादी के लिए तैयार हो गया है। 23-24 मार्च को शादी होनी नियत हो गई है। बहुत खुश है। नया नुक्सा — **आलिव + हार्नबीन और जैन्सियन + इम्पेसेन्स + क्रैब एपल**। दोनों मिश्रण तीन बार रोज़ लगातार देने के लिए कहा।

269. 26.12.95 जगजीत सिंह (34 वर्ष) को पिछले 7 साल से उदासी ने घेरा हुआ है। रात को नींद की गोली के वगैर वह सो नहीं सकता। ये सारी तकलीफ़ उसको अपने पिता के

देहान्त के बाद शुरू हुई। सर्दी की रात में वह पिता को स्वप्न में देखता है। बार-बार पेशाब करने उठता है। उसका पिता बहुत सख्त स्वभाव का था। इसलिए जगजीत सिंह उससे बहुत डरता था। वैसे भी ये बचपन से बहुत डरपोक है। बहुत जल्दी घबरा जाता है। बात करते समय उसका सारा शरीर कांपता है। जो बात कहनी हो वह शब्द 4-5 बार दोहराता है। शादी को 6 साल हो चुके हैं, मगर बच्चा कोई नहीं है। पानी की बहुत प्यास लगती है। बात करते-करते सांस रूक जाता है। जल्दी क्रोध आ जाता है। एक भाई नीम पागल है जिसके लिए उसे बहुत घृणा है। उसका नाम सुनने के लिए भी तैयार नहीं। गर्मी के मौसम में 3-4 बार बीमार हो जाता है। अंग्रेजी दवाई खाने से शरीर पर खारिश हो जाती है। पिता और एक चचेरे भाई का देहान्त कैंसर से हुआ।

26.12.95 — एक खुराक **कारसिनोसिन-1M (Carcinosin)** दी।

30.12.95 — पिता के सख्त स्वभाव के कारण उसके मन की तरंगों और इच्छाओं के दबे रहने से पैदा हुई ग्लानि को दूर करने के लिए **स्टैफिसएग्रिया-1M** एक खुराक दी।

मिमुलस + ह्वाइट चेस्ट नट + वालनट का मिश्रण लगातार तीन बार रोज़ लेने के लिए दिया। आहिस्ता-आहिस्ता डर भी कम हो गया और सेहत भी ठीक होती गई। यही नुक़सा चार महीने लगातार जारी रखा।

270. 14.1.96 राहुल कालरा (22 वर्ष) ने शेयर ब्रोकर का काम शुरू किया। पहले तो उसको ये काम बहुत पसन्द आया क्योंकि बिना कुछ अपना धन लगाये केवल दलाली मे ही काफी आमदनी हो जाती थी। किन्तु जब मार्केट गिरने लगी और गिरती ही गई तो उसको लाखों रूपये का नुकसान हो

गया। जिनके लिए उसने शेयर खरीदे वह लेने से मुकर गये और जिनसे शेयर खरीदे वह पैसे माँगने के लिए आ गये। आये दिन दुकान पर झगड़ा और गाली गलौज होती। एक दिन तो मारपीट की नौवत आ गई। एक ग्राहक ने तो उसे जान से मार डालने की धमकी दे दी। वह अस्थमें का पुराना मरीज था और इस नये बखेड़े से उसकी हालत खराब हो गई। रात नींद न आती। स्वांस रूक जाता, तेज सिरदर्द, कब्ज़ और हर समय लेनदारों का डर। कोई दवाई शारीरिक तकलीफों के लिए आराम न दे सकी। हालत इतनी बिगड़ गई कि सांस की सहायता करने वाली मशीन इन्हेलर भी कुछ आराम न दे सकी।

15.1.95 — एक खुराक **आर्निका-CM** आर्थिक नुकसान के सदमें को बर्दास्त करने के लिए दी और एक मिश्रण **ह्वाइट चेस्ट नट + वालनट + राकरोज** तीन बार रोज़ लेने के लिए बना दिया। हालत सुधरनी शुरू हो गई और एक हफ्ते के बाद वह दुबारा अपना काम करने योग्य हो गया।

271. बंगलौर में पाकिस्तान और भारत के बीच क्रिकेट का मैच हो रहा था। दोनों देशों के वासी अपना सांस रोक कर बड़े शौक से टेलीविजन पर मैच देख रहे थे। गायत्री का पति भी इसी दशा में मैच देखने में मस्त था। गायत्री के एक दो बार बुलाने पर भी उसने ध्यान न दिया। इस पर गायत्री को बहुत दुख हुआ और वह रोने लगी। बहुत मुश्किल से उसको चुप कराया। वैसे गायत्री और उसके पति में परस्पर बहुत प्रेम था और कभी उनका आपस में झगड़ा न होता। ऐसी छोटी सी बात के ऊपर वह क्यों रोई ये बताने के लिए वह मेरे पास दूसरे दिन आई और कहने लगी कि इतने बड़े संसार में सिर्फ दो व्यकित ऐसे हैं जिनकी बेरूखी वह बिलकुल बर्दास्त नहीं कर सकती। एक उसकी माँ और दूसरा उसका पति। वह हमेशा चाहती है कि

ये दोनों हर समय उसकी मर्जी के अनुसार चलें और अगर वह किसी मजबूरी के कारण भी उसकी कोई बात न माने तो वह ये बर्दास्त नहीं कर पाती और रोना शुरू कर देती है। इस केस की छानबीन करने से हम इस नतीजे पर पहुँचे कि —

1. गायत्री को अपनी माता-पति के प्यार की बहुत पकड़ है और वह किसी तरह इस पकड़ में ढील बर्दास्त नहीं कर सकती।
2. ये दुख उसकी बर्दास्त से बाहर है। **चिकोरी + चैरी प्लम** का मिश्रण दस दिन देने के बाद वह बिलकुल ठीक हो गई।

272. अंकल एक्स को देखो ये 10 दिन से कुछ भी नहीं खाता। पता नहीं इसकी भूख कहाँ खो गई है। न दूध, न दही, न फ्रूट, न मिठाई रोटी की तरफ तो देखता भी नहीं है। टॉफियाँ जो पहले बड़े शौक से खाता था अब उनकी तरफ देखता भी नहीं है। ये शिकायत गुरचरन कौर ने अपने दो साल के लाडले बेटे एक्स सिंह के लिए की। जब किसी व्यक्ति की मानसिक दशा ये हो कि उसको कुछ भी अच्छा न लगे तो उसके लिए एक ही दवाई **विलो** काम करती है। चार दिन ये दवाई देने से एक्स की भूख वापस आ गई और उसने अपना खाना पहले की तरह शुरू कर दिया।

273. ओम प्रकाश (35 वर्ष) लखनाऊ से अपने केस के लिए विचार- विमर्श करने के लिए आया। 19 वर्ष की उम्र में कॉलेज में उसकी पढ़ाई के बारे में किसी ने कुछ कह दिया तो उसको इतना बुरा लगा कि उसने आत्महत्या करने की कोशिश की। उस दिन से आज तक वह पांच बार थोड़े बहुत समय के लिए उदासीन हो चुका है। हर बार अंग्रेजी दवाइयों की सहायता से उसे आराम मिलता है। उसके पास बैच फ्लावर रैमेडीज़ की किताब भी है और दवाइयाँ भी है और कई बार उसने इन दवाइयों से फायदा भी उठाया है। परन्तु जब

भी जोर का दौरा पड़। उसको अंग्रेजी दवाई की सहायता लेनी पड़ी। वैसे वह काफी होशियार है। आत्मविश्वास में कोई कमी नहीं। परन्तु जब उसे कोई नया काम सौपा जाये तो उसे अपनी इच्छानुसार अच्छी तरह नहीं कर पाता या तो उसको नये काम के अनुसार पूरी हिदायत नहीं मिलती या उसे साथियों से पूरा सहयोग नहीं मिलता। उसको हर समय डर रहता है कि उसकी ये कमजोरी दूसरों को पता लग जायेगी। तब उसको उदासी धीरे-धीरे घेरे में ले लेती है और जो विचार उसके मन में आ जाए तो निकलता नहीं है। जैसे-जैसे उसकी उदासी बढ़ती है उसका मन कोरा हो जाता है और डर बढ़ता जाता है। जब वह पहले की तरह ठीक होता बहुत सुचेत हो। कोई बात अपने बारे में सहन नहीं कर पाता। इस स्वभाव से बचने के लिए उसे **स्टेफिस एग्रिया-1M** तीन खुराक दी और बैच फलावर रैमेडीज़ का ये नुकसा निकाला—

(1) **ह्वाइट चेस्ट नट**

(2) **वालनट**

(3) **मिमुलस**

274. 20.2.96 मुजीब अहमद (44 वर्ष) इन्द्रानगर लखनऊ से अपने ईलाज के लिए दिल्ली आया। नवम्बर 1992 दफतर में एक दिन किसी उच्च अधिकारी ने मुजीब अहमद के अनुसार कुछ ऐसे शब्द कहे जो वह बर्दास्त न कर सका, मगर कुछ बोल भी न सका। दूसरे दिन से ही उसको उदासी आ गई। इस उदासीनता की विशेष बात ये थी कि ये दौरा हमेशा सुबह उठने के समय पड़ता था। अन्दर से ही ऐसा महसूस होता कि कुछ होने वाला है। डर लगता, जैसे एक विद्यार्थी की दशा परीक्षा में बैठने से पहले होती है वही दशा इसकी थी। उस समय उसको कुछ भी न अच्छा लगता, चुपचाप लेटना चाहता था, तो भी चैन न पड़ता। यदि वह दिन को भी कभी लेट जाये, फिर भी उदासीनता शुरू हो जाती।

अगर लेटे-लेटे नींद आ जाए तो भी नींद उड़ जाती और उदासी का दौरा शुरू हो जाता। रात को आराम से सोता और कभी ये दौरा रात को न पड़ता। हमेशा ये तकलीफ़ सुबह 6 बजे से 12 बजे तक रहती फिर अपने आप ठीक हो जाती। पिछले 4 साल से एलोपैथिक और होम्योपैथिक ईलाज करवा रहा था। क्षणिक आराम तो आता मगर पक्का आराम न आ सका। अब मनोवैज्ञानिक ईलाज चल रहा था। दो गोली रात को खाता तो दिन ठीक निकल जाता। पहले भी मनोवैज्ञानिक ईलाज करवा चुका था। तब भी उस दवाई से क्षणिक आराम आता। जब दवाई छोड़ता तो तकलीफ शुरू हो जाती। अब तो पक्का ईलाज करवाना चाहता था ताकि दवाई से हमेशा के लिए छुटकारा पा सके। उसको ये भी डर लगता था कि अगर उसने दो गोलियाँ खानी छोड़ी तो उसे तकलीफ़ फिर हो जायेगी। उसकी चमड़ी पर कुछ सफेद धब्बे हैं और ये उसकी खानदानी बीमारी है। सर्दी की ऋतु में उसके शरीर पर खारिश हो जाती है। वह इन सब तकलीफ़ों से छुटकारा पाना चाहता था। पहले एक खुराक **स्टैफिस एग्रियस-CM** दी। क्योंकि उसकी सारी तकलीफ़ों के उभरने का कारण उसका दबा हुआ आक्रोश और गम था जो उसके उच्च अधिकारी के शब्दों से उत्पन्न हुआ था और शेष ईलाज के लिए निम्न नुकसा निकाला –

(1) **ह्वाइट चेस्ट नट** – एक ही तरह की तकलीफ बार-बार होनी।

(2) **वालनट** – खानदानी तकलीफ़।

(3) **मिमुलस** – डर।

(4) **क्रैब एपल** – सफेद धब्बे से छुटकारा पाने की इच्छा।

चारों दवाइयों का मिश्रण तीन बार प्रतिदिन लगातार लेता रहे जब तक ठीक न हो जाए।

275. श्रीमती शशी वर्मा को बहुत क्रोध आता था। वह अपने क्रोध में छोटी बच्ची को भी पीट देती। अपने क्रोध पर काबू पाना उसके बस में न था। अपने स्वभाव से स्वयं परेशान थी। छोटी बच्ची को पीटने के बाद स्वयं पछताती थी। वह अपने क्रोध को हटाना चाहती थी। मगर ऐसा कर न पाती।

चैरीप्लम + क्रैब एपल का मिश्रण तीन बार रोज़ देने से उसके स्वभाव में परिवर्तन आ गया और उसकी सेहत भी ठीक हो गई।

276. श्री मंगाराम दयाल ने अजमेर से अपने एक सतसंगी (राधा स्वामी) के ईलाज के लिए हमारी राय मांगी। मरीज की उम्र 60 वर्ष थी। एक दिन वह अपने आत्म ध्यान में मस्त था कि एकदम कुछ ऐसे अजीब और डरावने विचार तूफान की तरह उसके मन में उत्पन्न हुए और उसकी सुध बिलकुल बिखर गई। इस हादसे को आज बीस साल हो चुके परन्तु वह भयानक ख्याल अभी तक मौजूद है। वह उसकी जिन्दगी का एक हिस्सा बन चुके है। आज से कई साल पहले चन्द परिचित आदमी जिनकी मानसिक हालत बिगड़ गई थी उनके नाम से उसको घृणा हो गई है। उनका नाम या उनके रिश्तेदारों का नाम सुनने पर उसे डर लगता है। उनके मकान की तरफ जाने से डरता है। उनकी दुकान से कोई चीज़ नहीं खरीदता है। डरता है कि किसी तरह उनकी शक्ल की याद न आये। मानसिक बिगाड़ वाले मरीज के साथ सम्बन्धित प्रत्येक चीज़ से भयभीत हो जाता है। डॉक्टरों ने उसके दिमाग को सुलाने के लिए बहुत दवाइयाँ दी और अब तो वह उम्मीद ही छोड़ चुका है कि कभी ठीक हो सकेगा। थोड़ा काम करने से थक जाता है। बहुत कमजोरी महसूस करता है। उसके ईलाज के लिए ये राय दी।

यदि कभी भी उसको पहले की तरह वैसा ही उदासीनता का दौरा पड़े जो आज से बीस साल पहले पड़ा था (बिना

कारण के एक दम उदासीनता काले बादल की तरह चारों तरफ से घेर ले) तो **मस्टर्ड** दवाई दे।

(2) गार्स — दवाई तीन बार रोज 15 दिन के लिए इसके बाद तीन दवाइयों का मिश्रण — **ह्वाइट चेस्ट नट + राकरोज + आलिव** तीन बार रोज लगातार लेता रहे।

277. डॉ० मिसेज सुभाष भण्डारी (50 वर्ष) को पिछले 1½ साल से उदासीनता ने घेर रखा है। उसके पति का देहान्त 16 वर्ष पहले हो गया था। छोटी उम्र में उसे दौरे पड़ते थे। उसके बाद ठीक हो गये। जब वह माँ के पेट में थी तो उसकी माता को बड़ी जोर से करेन्ट लगा था। उसके पिता को भी उदासीनता की तकलीफ़ थी। श्रीमती सुभाष बचपन से ही जल्दबाज थी। सब्र तो उसे नाम मात्र न था। किसी किस्म की ठील बर्दास्त नहीं कर सकती। दिमाग हर वकत सोच में उलझा रहता। नींद नहीं आती गोली खाने से भी नींद उचाट हो जाती। पेट मे तेजाब बनता। गैस ऊपर चढ़ती तो छाती में और सिर में दर्द होता। मन हमेशा गिरती दशा में रहता। हर चीज़ का ऋण पक्ष ही देखती। पिछले दो महीने से कानों में अजीब सी आवाजें आने लगी है। बहुत ईलाज कराने के बाद अब शंका को गई कि वह कभी भी ठीक हो·सकेगी। हर वक्त अपनी बीमारी का ख्याल रहता और वही ख्याल बार-बार आते। अपनी हालत बयान करते वक्त रो पड़ती। तबीयत अधिक खराब होने पर अपनी डिसपेन्सरी नहीं जा सकती। फिर ये फिक्र लग जाता है कि आमदनी का क्या होगा। उसकी मानसिक दशा के अनुसार ये दवाइयाँ निकली — **इम्पेसेन्स, मिमुलस, जैन्सियन, चैरी प्लम, ह्वाइट चेस्ट नट।**

2.4.96 — सारी रात सो न सकी वही ख्याल बार-बार दिमाग में आते रहे। **पल्स टिला-200** एक खुराक दी और पांचों दवाइयों का मिश्रण तीन बार रोज़ लेने को कहा।

17.4.96 — नींद के लिए और उदासीनता के लिए वह अंग्रेजी दवाई भी ले रही है।

उसने बताया कि उसकी सारी तकलीफ़ तब शुरू होती है जब बिना किसी कारण के उसे एक दम डर और घबराहट शुरू होती है। नुक्से में परिवर्तन किया और एस्पन दवाई और शामिल कर दी।

(1) **एस्पन + मिमुलस + राकरोज** एक मिश्रण

(2) **ह्वाइट चेस्ट नट + वालनट + इम्पेसेन्स**

ये दो मिश्रण तीन बार प्रतिदिन के लिए —

25.4.96 — फोन आया पहले चार पांच दिन उसे बहुत आराम आया। फिर वही डर और घबराहट। नुक्सा वही जारी रखा।

27.4.96 — हर तरह आराम परन्तु अभी जबान खुरदरी है। कानों में कभी-कभी आवाजें आती है। काफी आराम है। नुक्सा वही जारी रखा।

278. सतपाल सिंह कहने लगा कि उसका एक साल का बेटा पिछले दस दिन से कुछ नहीं खाता। अगर दूध या अन्य कोई चीज़ उसके मुँह में डाल दें तो उल्टी कर देता है और वह छिपकली से बहुत डरता है। कहीं भी छिपकली देख ले तो वह भयभीत हो जाता है। दीवार की तरफ इशारे करता है कि वहाँ छिपकली है चाहे वहाँ कुछ भी न हो। एक मिश्रण **विलो + मिमुलस** का बना दिया कि बच्चे को तीन बार रोज दो। बच्चे ने खाना भी चार दिन में शुरू कर दिया। मगर उसके मन से छिपकली का डर निकालने के लिए मिमुलस एक महीना देनी पड़ी।

279. श्रीमती नीरू मल्होत्रा (40 वर्ष) बहुत उदास थी। उसके पति की सेहत गिर रही थी। इसके मन में उल्टे सीधे विचार आते। हर समय ऋणात्मक सोच रहती। आत्मविश्वास हट गया। बच्चों और पति की चिन्ता हर समय लगी रहती। स्वभाव में रूखापन आ गया। तुरन्त गर्मी खा जाती। ऐसे महसूस करती कि लातों पर चीटियाँ रेंग रहीं हों।

23.3.96 — **रेड चेस्ट नट** + **जैंन्सियन** + **लार्च और मिमुलस** + **इम्पेसेन्स** + **क्रैब एपल** दोनों मिश्रण रोज तीन बार लेने के लिए बना दिये।

16.4.96 — फोन आया कि पहले से बहुत आराम है नुकसा वही जारी रखा।

280. श्रीमती मोहिनी मेहरोत्रा (68 वर्ष) जब भी सुबह उठती है ताजा दम नहीं होती। थोड़ा काम करने पर थक जाती है। मन में तरह-तरह के विचार आते रहते है। आधी रात के बाद घबराहट शुरू हो जाती है। **हार्नबीन** + **आलिव** + **राकरोज** + **ह्वाइट चेस्ट नट** चार दवाइयों का मिश्रण तीन बार रोज देने से दस दिन में वो ठीक हो गई और दवाई की जरूरत न पड़ी।

281. श्रीमती कुरला देवी की टांगों मे ऐठीन होती थी। संग्रहनी की शिकायत थी। आठ दस बार टट्टी जाना पड़ता था। डिस्पेन्सरी से दवाइ ले गई। जब दूसरे दिन हाल बताने आई तो कहने लगी मुझे तो बिलकुल आराम नही आया। जुकाम से मेरा सिर फट रहा है। पूछने पर पता लगा कि पिछले 24 घंटे में उसको सिर्फ दो बार टट्टी आई और ऐंठन भी नहीं पड़ी। कुरला देवी का ये स्वभाव था कि जब कभी भी वह अपने लिए दवाई ले जाती और उसकी तकलीफ़ हट जाती तो भी वह कभी सन्तुष्ट न होती। **विलो** दवाई की तीन खुराक देने से उसने मान लिया कि उसको आराम है। विल्लो स्वभाव का मरीज कभी सन्तुष्ट

नहीं होता। उसकी तकलीफ़ दूर कर दो तो झट सन्तुष्ट नहीं होता। उसकी एक तकलीफ़ दूर कर दो तो वह झट दूसरी तकलीफ़ बता देता है। पहली तकलीफ़ के दूर होने का जिक्र ही नहीं करता। वह कभी भी किसी का शुक्र गुजार नहीं होता।

282. अमोलक सिंह (53 वर्ष) जब कभी भी डिस्पेन्सरी आता कोई नई तकलीफ़ लेकर आता। कभी भी पिछली तकलीफ़ का जिक्र न करता। एक दिन कहने लगा डॉ० साहब पता नहीं आप मुझे क्यों नहीं ठीक करते जब कि यहाँ से सारे मरीज ठीक होकर जाते हैं। उसकी सारी केस हिस्ट्री की जांच की तो ये पता लगा कि पहले जब भी दवाई ले गया उसकी तकलीफ़ दूर हो गई और जब भी उसको कोई तकलीफ दुबारा हुई तो उसका कारण उसकी बदपरहेजी थी। परन्तु कभी भी वो अपनी गलती न मानता। अपनी गलती के लिए दूसरों को दोषी ठहराता। **विलो** दवाई तीन बार रोज़ एक हफ्ता देने से उसके स्वभाव में परिवर्तन आ गया और उसके शारीरिक दुख भी दूर हो गये।

283. 3.4.96 श्रीमती रचना सरना की पीठ और छाती का रंग काला हो गया और ये लगातार बढ़ रहा था। मुँह पर छोटे-छोटे दाने गर्मी की ऋतु में हो जाते। पेट मे बहुत तेजाब बनता था। परन्तु जब से उसने तांबे के बर्तन में रखा हुआ पानी पीना शुरू किया था एसिडिटी का आराम था। टांगों में बहुत दर्द होता था। जांघ में गिल्टियाँ हो गई। हाथ लटकाने से उंगलियाँ सूज जाती थी। उसको पुरानी तकलीफ़ के लिए – **ह्वाइट चेस्ट नट**, गर्मी के मौसम में दाने निकलते इसके लिए – **वालनट**।

एसिडिटी, गिल्टियाँ और काले रंग से छुटकारा पाने की इच्छा – **क्रैब एपल,** बीमारी के बढ़ने से उत्पन्न डर के लिए – मिमुलस।

6.5.96 — इन चारो दवाइयों का मिश्रण तीन बार प्रतिदिन देने को कहा। पहले से काफी आराम परन्तु सुबह उठने पर ताजादम महसूस नहीं करती। थकान महसूस करती। जब काम शुरू कर देती है तो कोई थकावट महसूस नहीं करती। ऊपर वाले नुक्से के साथ हार्नबीन दवाई और जोड़ दी।

284. 9.4.96 असहाक अहमद गाजियाबाद से अपने ईलाज के लिए आया। 5 साल पहले उसके घर में डाका पड़ा। डाकू घर का सारा सामान नकदी ज़ेबर लूट कर ले गये और काफी मारपीट की। असहाक अहमद को 6 महीने अस्पताल में रहना पड़ा। आज भी उसके कान के पीछे चोटो के घाव के निशान मौजूद हैं। उस हादसे से उसे ऐसा मानसिक झटका लगा कि वह आज तक उस सदमें को भूल नहीं सका। तब से मनोवैज्ञानिक ईलाज चल रहा है। कई बार आत्महत्या करने का विचार किया। जल्दी थक जाता है और स्वभाव में बहुत तेजी (झुँझलाहट) आ गई है। सब्र तो नाममात्र भी नहीं रहा। उसकी माँ का व्यवहार उसकी बीवी के साथ अच्छा नहीं। इसलिए माँ से घृणा है। आर्थिक नुकसान के झटके से मुकत होने के लिए उसे तीन खुराक **आर्निका-CM** की दी।

(1) **हौल्ली** — माँ के लिए घृणा के लिए —

(2) **आलिव** — जल्दी थक जाने के लिए

(3) **ह्वाइट चेस्ट नट** — पुरानी यादों के लिए

(4) **वेसब्री के लिए** — इम्पेसेन्स

इन चार दवाईयों का मिश्रण बना दिया और तीन बार रोज़ लेने को कहा।

285. 1.5.96 डॉ० वी० एम० वर्मा को पिछले दस साल से सरवाइकल की तकलीफ़ है। पिछले 40 साल से Hay Fever का

मरीज है। गले में खराश रहती है। बार-बार गला साफ करने के लिए जाना पड़ता है। जब भी किसी कारण उक्ताहट हो तो बोलने में हकला जाता है। पुरानी कब्ज़ उसकी खानदानी बीमारी है। उसकी सारी तकलीफ़ें सर्दी के मौसम में बढ़ जाती हैं।

उसकी पत्नी बहुत लायक और ऊँचे पद पर सरकारी मुलाजिम है। वह स्वभाव की बहुत सख्त है। पूरी डिक्टेटर है। किसी को नहीं बख्सती। डॉ० वर्मा बहुत नम्र स्वभाव का है। पत्नी के रोब के नीचे है। बहुत दुखी है। हर समय डरा रहता है। आत्मविश्वास बिलकुल नहीं है। किसी चीज़ का फैसला नहीं कर सकता। उसके मानसिक विकास में ये रूकावटें पाई गई।

(1) **मिमुलस** — डर।

(2) **लार्च** — आत्मविश्वास की कमी।

(3) **स्क्लेरेन्थस** — अनिश्चितता।

(4) **ह्वाइट चेस्ट नट** — पुरानी तकलीफ़।

(5) **वालनट** — खानदानी बीमारी के लिए।

(6) **क्रैब एपल** — इन तकलीफों से मुक्ती पाने के लिए।

पहले एक खुराक **स्टेफिशएग्रिया-CM** दी ताकि वह अपनी दबी हुई शिंकायत से हुई तकलीफ़ों से छुटकारा पा सके। फिर उपरोक्त दवाइयों का मिश्रण तीन बार रोज़ के लिए कहा —

26.5.96 —— काफी आराम मगर अभी भी हकलाने से घबराता है।

19.6.96 —— पहले से बहुत आराम। वही नुकसा जारी रखा।

286. कुमारी पूजा खन्ना (19 वर्ष) को कानपुर से ईलाज के लिए दिल्ली लाये। उसकी माहबारी 12 वर्ष की उम्र से शुरू हुई। बहुत दिनों तक काफी रक्त जाता था। एक लेडी डॉ० ने तीन महीने की दवाई का कोर्स दिया जिससे उसकी माहवारी तो ठीक हो गई परन्तु मानसिक सन्तुलन बिगड़ गया। कभी वह

अपने आप हँसने लगती, कभी जोर से रोने लगती। अंधेरे में जाने से डरती। बाथरूम में अकेली न जा सकती। अनिश्चित स्वभाव, बहुत क्रोध, बेसब्री, आत्महत्या की बात करती, लड़कियों के कॉलेज में जाने को मन न करता। लड़कों की दोस्ती पसन्द करती। कॉलेज बदलना चाहती। अपने चचेरे भाई से शादी करना चाहती। हर समय दिल्ली आने की रट लगाये रहती। कानपुर में एक लड़का उसे बहुत पसन्द था जिसकी शादी हो जाने से उसके मन को ठेस लगी। उसके लिए ये नुक्सा तैयार किया।

(1) **चेरी प्लम** — सोच का नियन्त्रण मन से हट गया।

(2) **इम्पेसेन्स** — बेसब्री (जल्दी गुस्सा आ जाता)।

(3) **स्क्लेरेन्थस** — अनिश्चितता (कभी हँसना कभी रोना)।

(4) **मिमुलस** — डर।

23.4.96 —— ऊपर लिखी चारों दवाइयों का मिश्रण रोज़ तीन बार देने को कहा।

19.5.96 —— पहले से काफी आराम है दवाई जारी रखी।

3.7.96 —— आराम लगातार आ रहा है वही नुक्सा जारी रखा।

287. श्रीमती नीलम खुराना की आँखों की पलकों पर छोटे-छोटे मस्से थे जो पिछले तीन साल से मौजूद थे। कुछ समय पहले उसकी आँखों के आसपास काले रंग के घेरे पड़ गये। किन्तु उससे कोई तकलीफ़ न थी। चार साल पहले फूड प्वाजनिंग की तकलीफ़ हुई और इस तकलीफ़ का दौरा हर साल एक या दो बार पड़ता तब उसे अस्पताल में भर्ती होना पड़ता। आंखों पर मस्से और आंखों के चारों ओर काले घेरे पुराने हो रहे थे। इसका उसे डर हो गया कि वह बदसूरत हो जायेगी और यही विचार दिन रात उसको परेशान किये रहता।

2.4.96 — **ह्वाइट चेस्ट नट + वालनट + मिमुलस + क्रैब एपल** इन चारों दवाइयों का मिश्रण तीन बार रोज़ देने को कहा।

21.5.96 — काले धब्बो का रंग हल्का हो गया और पलकों पर मस्से भी कम हो गये। अब उसको अपने ठीक हो जाने का विश्वास हो गया। वही नुक्सा एक महीने जारी रखा।

288. ओम प्रकाश का ईलाज ठीक चल रहा था और उसकी उदासीनता में काफी कमी हो गयी थी। अब अपने काम धन्धे की तरफ भी ध्यान लगा रहा था। कल उसकी अचानक अपने छोटे भाई के मुनीम से भेंट हो गई। मुनीम ने बताया कि उसके छोटे भाई का काम बहुत बढ़ गया है। इस छोटे भाई को सारा काम ओम प्रकाश ने स्वयं ही सिखाया था। अब ये सुनकर कि उसका काम ओमप्रकाश के काम से कही ज्यादा अच्छा हो गया है उसके मन में बहुत ईषा हुई। स्वभाव में कड़वापन हो गया बात-बात में लड़ने को फिरता। घर वाले कारण पूछते तो अपने भाई से ईषा की वजह बताने से डरता। एक मिश्रण **होल्ली + इम्पेसेन्स + मिमुलस** दिन में तीन बार दिया तो दूसरे दिन ही उसकी तबीयत ठीक हो गई।

289. कौशल्या (70 वर्ष) जब भी कोई पुरानी भयानक याद आ जाती तो उसके मन में एक खौफ सा पैदा हो जाता। टेलीविजन पर कोई बुरी चीज़ देख ले या पड़ोस में कोई बुरी बात देखे तो भी उसकी मन की अवस्था खराब हो जाती। ये उसकी पुरानी तकलीफ़ थी जो 25 वर्ष पहले शुरू हुई थी। **नैट्रम म्योर-30** लगातार लेने से ये तकलीफ़ 80% ठीक हो गई। इसके बाद तरक्की होनी बन्द हो गई।

नैट्रम म्योर-200 देने से भी कोई फर्क न पड़ा। ये

तकलीफ़ पुरानी है। बार-बार होती है। ये भी डर रहता है कि बीमारी दुबारा बढ़ न जाय इसलिए एक मिश्रण — **ह्वाइट चेस्ट नट** + **वालनट** + **मिमुलस** तीन बार रोज़ लगातार लेने से एक महीने में उसको पूरा आराम आ गया।

290. 15.6.96 श्रीमती रिची वर्मा (25 वर्ष) झांसी से अपने ईलाज के लिए आई। वह सुखी न थी और दुख का कारण भी कोई न था। हर समय सिर भारी रहता। मन में कई प्रकार के विचार आते। कभी दिमाग को आराम न मिलता। मन में हर समय एक अजीब सा डर बैठा रहता। किसी काम में मन न लगता। कोई काम शुरू करती तो जल्दी ऊब जाती। आत्म विश्वास बहुत कम हो गया। आत्मविश्वास की कमी **(लार्च)**, अकारण डर **(एस्पन)**, हर समय ख्यालों में खोये रहना **(ह्वाइट चेस्ट नट)**, तीनों दवाइयों का मिश्रण तीन बार रोज़ लेने के लिए बना दिया। एक दूसरा मिश्रण **विलो** (कुछ नहीं अच्छा लगता) + **आलिव** + **क्रैब एपल**, ये भी रोज़ दिन में तीन बार लेने के लिए कहा।

23.6.96 — पहले से काफी आराम। यही मिश्रण एक महीने के लिए बनवा कर अपने साथ झांसी ले गई।

291. श्रीमती जुनेजा (37 वर्ष) भोपाल में बड़े चैन से अपना ग्रहस्थ जीवन व्यतीत कर रही थी। मार्च 1996 में एक तांत्रिक वहाँ पहुँचा और उसका पति उससे प्रभावित होकर उसी के पीछे लग गया। पत्नी के रोकने के बाबजूद वो तांत्रिक को अपने घर भोजन पानी के लिए ले आया। बातों-बातों में मिसेज जुनेजा ने उससे ये कह दिया कि हम निरंकारी है और हमारा तांत्रिक विद्या में कोई विश्वास नहीं। उस समय तो उसने ये कहकर टाल दिया कि निरंकार को मानना भी बहुत अच्छा रास्ता है। इसके बाद पता नहीं उसके मन में क्या आया कि उसने एक

ताबीज श्रीमती जुनेजा को अपने गले में पहनने को दिया। ताबीज पहनने की देर थी, कि श्रीमती जुनेजा के मन में बहुत बेचैनी पैदा हुई। उसको अपने सारे साथी-सम्बन्धी, मित्र, दुश्मन नज़र आने लगे। उसने ताबीज तो उतार फेका, मगर उसके बुरे असर से पीछा न छुड़ा सकी। अब उसको ये वहम हो गया कि उसके सारे बहन-भाई उसका बुरा चाहते है। हर समय उनको शक की नज़र से देखती। हर समय किसी सोच में डूबी रहती। कोई काम करने में जी न लगता। ये दुख बर्दास्त से बाहर हो चुका है। अपनी हालत बताते हुए रो पड़ती। हर समय सहमी-सहमी रहती। अपने ठीक हो जाने पर सन्देह करती। चार दवाइयों का एक मिश्रण — **ह्वाइट चेस्ट नट, राक रोज, चैरी प्लम, जैन्सियन** तीन बार रोज़ लगातार लेने को कहा।

17.7.96 — भोपाल से फोन आया कि श्रीमती जुनेजा को पहले से बहुत आराम है। वही दवाई भेज दीजिए। वही नुकसा जारी रखा।

292. एस० पी० सिंह गिर गया। उसकी टांग की हड्डी टूट गई प्लास्टर लगाने के बाद हड्डी जुड़ गई। शुगर की बीमारी के कारण हड्डियाँ बहुत कमजोर थी। दुबारा गिरने पर दूसरी जगह से हड्डी टूट गई। इसको जुड़ने में बहुत समय लगा। लगातार काफी समय बिस्तर पर रहने से और शुगर की बीमारी से बहुत कमजोरी आ गई। जब एकसरे में हड्डी के जुड़ जाने की तसल्ली हुई तो डॉक्टरों ने कहा कि अब धीरे-धीरे टांग को हिलाओ और धीरे-धीरे उठ कर बैठने की कोशिश करो। परन्तु मरीज अपना आत्मविश्वास इतना खो बैठा था कि वो हिलने-डुलने की हिम्मत ही न कर सका। उसके अन्दर एक डर बैठा हुआ था कि अगर मैं हिला तो हड्डी फिर टूट जायेगी। एक मिश्रण — **लार्च + मिमुलस + आलिव** का बना दिया और तीन बार रोज़ लेने को कहा। दवाई लेने के कुछ दिन बाद

उसमें आत्मविश्वास डर और कमजोरी सभी चीजों में खुद आराम लगा। चेहरे के रंग में फर्क पड़ गया और बातचीत में पहले से ठीक लगा। फिर भी मरीज़ हिलने डुलने और उठने की कोशिश न करता। दो महीने के ईलाज के बाद केस की फिर जाँच की तो पता लगा कि एस० पी० सिंह स्वभाविक तौर पर बचपन से ही अनिश्चित रहता था। वो कभी किसी बात का फैसला नहीं कर सकता। इस स्वभाव के लिए उसे **स्कलेरेन्थस** दवाई तीन बार रोज़ लेने के लिए दी। तब उसने हिलने डुलने और हाथ पैर मारने की कोशिश शुरू की।

293. मेरे दाहिने कान में दर्द की चेतना हुई। इससे पहले कभी भी कान में कोई तकलीफ़ नहीं हुई थी। दर्द का कारण तो कोई न मिला परन्तु ये चिन्ता जरूर हो गई कि अगर ये दर्द बढ़ गया तो क्या करेगें। दर्द तो अधिक न था परन्तु हल्के दर्द की चेतना से दर्द बढ़ जाने का डर था।

क्रैब एपल + मिमुलस का मिश्रण तीन बार लेने से ये तकलीफ़ दूर हो गयी।

294. डॉ० अमृत कौर के दाहिने हाथ की अंगुलियों के बीच का मांस गल गया। अल्सर बन गया दर्द तो बहुत कम था। परन्तु इसी हाथ से खाना पकाना और काम करना था इसलिए वह इस अल्सर को जल्द से जल्द हटाना चाहती थी। **क्रैब एपल** की तीन खुराक दो दिन देने से उसका हाथ साफ हो गया।

295. अशोक वर्मा के मुँह में एक छाला था। मेज पर पड़ी हुई **क्रैब एपल** की शीशी से एक खुराक मुँह में डाल ली। तुरन्त ही छाले की दर्द या उसके होने की चेतना दोनों समाप्त हो गये।

296. बिन्नी (23 वर्ष) कॉलेज में पढ़ती थी। जब उसकी शादी की तारीख निश्चित हुई तो वह बहुत खुश थी। वह हर तरह शादी

के योग्य थी और उसका साथी उसकी मर्जी के अनुसार ही चुना गया था। परन्तु बिना किसी कारण के उसके मन में किसी अनहोनी का भय पैदा हो गया। उदास रहने लगी और जल्दी थक जाती। **एस्पन + जैन्सियन + आलिव** का मिश्रण दिन में तीन बार रोज़ लेने से सात दिन के बाद ही बिलकुल ठीक ठाक हो गई।

****

निर्देशिका

केस संख्या	तकलीफ	दवाई
1.	दांत निकाल फेकने की इच्छा दर्द के कारण	क्रैब एपल
2.	इम्तहान का डर	मिमुलस
3.	हाथ थक जाते पर्चा पूरा न लिख सकती	आलिव
4.	परीक्षा का डर, वक्त पर उत्तर याद न आना	मिमुलस + स्कलेरेन्थस
5.	एकाग्रचित न हो पाना, ऊब जाना	चेस्ट नट बड़ + आलिव
6.	आत्मविश्वास में कमी, नाउम्मीदी इत्यादि	लार्च + गौर्स + स्कलेरेन्थस + ह्वाइट चेस्ट नट
7.	सिरदर्द, चिन्ता के कारण	रेड चेस्ट नट
8.	परीक्षा का डर, जल्दी ऊब जाता	मिमुलस + आलिव
9.	सिर की चोट (नर्वस और कमजोर)	नैट्रम सल्फ (मिमुलस + आलिव)
10.	भूख नहीं लगती	विलो
11.	डर, काम पूरा करने में शंका लगातार वही विचार	मिमुलस + हार्नबीन (मिमुलस + ह्वाइट चेस्ट नट)
12.	सफेद दाग के निशान, बढ़ने का डर	मिमुलस + क्रैब एपल
13.	गैर जरूरी बातों का ध्यान	क्रैब एपल + ह्वाइट चेस्ट नट
14.	टिक कर न बैठ सके, इम्तहान का डर	आलिव + मिमुलस + स्कलेरेन्थस

15.	असह पीड़ा, कमजोरी, गर्भ गिर जाने का लगातार डर	चैरी प्लम + आलिव + ह्वाइट चेस्ट नट + मिमुलस
16.	पुरानी कब्ज़, खाने पर नियन्त्रण न रख पाना	वालनट + चैरी प्लम
17.	मानसिक झटका	इग्नीशिया CM
	पुरना सिरदर्द, अंग्रेजी दवाई छोड़ने का डर	ह्वाइट चेस्ट नट + वालनट + मिमुलस
18.	पुराना सिरदर्द, डर, कमजोरी	ह्वाइट चेस्ट नट + मिमुलस + आलिव
19.	पुराना रेशा जुकाम, डर	ह्वाइट चेस्ट नट + वालनट + मिमुलस
20.	अतिक्रोध	ह्वाइट चेस्ट नट + वालनट + चैरी प्लम + क्रैब एपल
21.	जी कच्चा होना	ह्वाइट चेस्ट नट + मिमुलस + आलिव
22.	पुरानी तकलीफ़ों से छुटकारा, डर	ह्वाइट चेस्ट नट + मिमुलस + क्रैब एपल
23.	ससुराल में बीमार होने का डर	ह्वाइट चेस्ट नट + वालनट + मिमुलस
24.	अपने बहुत बोलने पर काबू नहीं	चैरी प्लम + इम्पेसेन्स
25.	पढ़ाई में होशियार मगर शौक नहीं	चैरी प्लम + स्क्लेरेन्थस + आलिव
26.	सभा में पेपर पढ़ सकने में सन्देह	जैन्सियन + मिमुलस + हार्नबीन
27.	दर्द, कमजोरी	ह्वाइट चेस्ट नट + हार्न बीन + इम्पेसेन्स + आलिव
28.	शादी के समय माँ से विछोह का गम	चिकोरी + ह्वाइट चेस्ट नट
29.	ध्यान न देना, भूल जाना	ह्वाइट चेस्ट नट + मिमुलस + स्क्लेरेन्थस

30.	पुरानी तकलीफ़ें, डर, कमजोरी	हवाइट चेस्ट नट + मिमुलस + आलिव
31.	असह दर्द, दांत निकाल फेंकने की इच्छा	क्रैब एपल
32.	बार-बार पेशाब आना	चैरी प्लम
33.	शराब पीने की आदत से छुटकारा	हवाइट चेस्ट नट + वालनट + चेरी प्लम
34.	डर, रोना, डकार	चैरी प्लम + मिमुलस + क्रैब एपल
35.	दहशत, दूसरों की चिन्ता	राक रोज + रेड चेस्ट नट
36.	लगातार डर, कमजोरी	हवाइट चेस्ट नट + मिमुलस + हार्नबीन + रेड चेस्ट नट
37.	पुराना अल्सर, असह दर्द	हवाइट चेस्ट नट + चैरी प्लम + क्रैब एपल
38.	अस्थमा, पुरानी तकलीफ़	हवाइट चेस्ट नट + वालनट
39.	ईषा, क्रोध	होल्ली + चैरी प्लम + विल्लो
40.	निराशा, आत्म-अविश्वास	गार्स + लार्च
41.	मन ऊब जाना	विलो
42	दर्द बढ़ जाने का डर	मिमुलस
43.	बार-बार वही दृश्य सामने आना मनसिक झटके से छुटकारा	हवाइट चेस्ट नट + रेशक्यू
44.	नर्वश, आत्म-अविश्वास	मिमुलस + लार्च
45.	छाती में गिल्टी	हवाइट चेस्ट नट + क्रैब एपल + मिमुलस
46.	बच्चा रोता रहे	रेशक्यू
47.	दर्द की तरफ ध्यान	हवाइट चेस्ट नट + क्रैब एपल + मिमुलस
48.	अंगूठा चूसने की आदत	हवाइट चेस्ट नट + वालनट

49.	अस्थमा, खानदानी रोग	जैन्सियन + वालनट + ह्वाइट चेस्ट नट
50.	स्वभाव में परिवर्तन	ह्वाइट चेस्ट नट + हार्नबीन + इम्पेसेन्स
51.	माता का लाडला और पिता से डरता	चिकोरी + मिमुलस + इम्पेसेन्स
52.	क्रोध पर काबू न पाना	गार्स + चेरी पल्म + क्रैब एपल
53.	कोई ठोस आहार न खा पाना	विलो
54.	पुराना सिर दर्द, चेहरे पर छाइयाँ	ह्वाइट चेस्ट नट + वालनट + चेरी प्लम + क्रैब एपल
55.	आंख फड़कनी	ह्वाइट चेस्ट नट
56.	खुश्क डकार	ह्वाइट चेस्ट नट + क्रैब एपल + मिमुलस
57.	वही गल्तियाँ बार-बार	चेस्ट नट बड
58.	दूसरे गर्भ से उत्पन्न बच्चे की दुविधा	मिमुलस + ह्वाइट चेस्ट नट + वाइल्ट ओट
59.	नंनद से घृणा	होल्ली + चेरी प्लम
60.	कुछ अच्छा न लगना	विल्लो
61.	मन उखड़ जाना, सिर भारी	स्कलेरेन्थस + क्रैब एपल
62.	भोजन खाना छोड़ देना	मिमुलस
63.	हड्डी टूटना, जल्दी ठीक होने की उत्सुकता	क्रैब एपल + इम्पेसेन्स
64.	कुछ भी अच्छा न लगना	विल्लो + ह्वाइट चेस्ट नट
65.	पुरानी आदत से छुटकारा	चेरी प्लम + ह्वाइट चेस्ट नट
66.	ईषा	होल्ली + ह्वाइट चेस्ट नट
67.	सांस की पुरानी तकलीफ़	एग्रीमनी + ह्वाइट चेस्ट नट + वालनट
68.	बेकाबू खर्च	चैरी प्लम

69.	जल्दी थकावट	आलिव
70.	चेहरे पर फुन्सियाँ, कमजोरी	क्रैब एपल + मिमुलस + आलिव
71.	माइग्रेन	ह्वाइट चेस्ट नट + वालनट + चैरी प्लम
72.	पुरानी खारिश	ह्वाइट चेस्ट नट + वालनट
73.	पुराना दर्द, चिन्ता से पुनः वापस	जेन्सियन + रेड चेस्ट नट
74.	पेट में गैस	ह्वाइट चेस्ट नट + वालनट + चैरी प्लम
75.	पुराना सिरदर्द	ह्वाइट चेस्ट नट + वालनट + चैरी प्लम
76.	दांत निकलते समय परेशानी	वालनट
77.	कॉलेज में रैगिग का डर उदासी, ऋणात्मक सोच इत्यादि	ह्वाइट चेस्ट नट + वाइलड ओट + जैन्सियन + हनी स्कल
78.	पुरानी बीमारियाँ	ह्वाइट चेस्ट नट + इम्पेसेन्स + मिमुलस + क्रैब एपल + हार्न बीन
79.	स्वभाव में परिवर्तन	ह्वाइट चेस्ट नट + वालनट + चैरी प्लम + इम्पेसेन्स
80.	गुहेरी निकलना	ह्वाइट चेस्ट नट + क्रैब एपल
81.	बेरसी जिन्दगी से उदास	विल्लो
82.	जिन्दगी का खुला विकास न होना	लार्च + मिमुलस
83.	महावारी समाप्त होने पर भी वही दर्द होना	हनीस्कल + एस्पन + चेरीप्लम + हार्न बीन
84.	पुराना सिरदर्द	ह्वाइट चेस्ट नट + वालनट + चैरी प्लम
85.	मानसिक झटका	स्टार आफ बैथेलम + ह्वाइट चेस्ट नट + वालनट + रेड चेस्ट नट

86.	चिटफण्ड के काम में घाटा	हवाइट चेस्ट नट + मिमुलस
87.	अहसान फरामोश	विलो + चिकोरी
88.	पुरानी बीमारी	हवाइट चेस्ट नट + वालनट
89.	अति गुस्सा, शक, डर	मिमुलस + चेरी प्लम + क्रैब एपल
90.	पति के स्वभाव में परिवर्तन	हीथर + होल्ली + चैरी प्लम
91.	शक्शियत का विकाश न होता	लार्च + स्क्लेरेन्थस + हवाइट चेस्ट नट
92.	मानसिक तनाव	हवाइट चेस्ट नट + राकरोज + जैन्सियम
93.	ईषा, शंका	होल्ली + जैन्सियन
94.	ईषा, डर	होल्ली + राकरोज + क्रैब एपल
95.	मानसिक सदमा	स्टार आफ बैथलम + हवाइट चेस्ट नट + वालनट + चैरी प्लम
96.	स्वाभाविक सहनशीलता	एग्रीमनी + क्रैब एपल + हवाइट चेस्ट नट
97.	इमरजेन्सी	रेस्क्यू
98.	लगातार डर	हवाइट चेस्ट नट + राकरोज
99.	मन की कमजोरी	सैन्टोरी
100.	दिल की बीमारी (नसें बन्द होना)	मिमुलस + हवाइट चेस्ट नट + क्रैब एपल + वालनट
101.	बेटे के जन्म दिन पर बीमार हो जाती	मिमुलस + हवाइट चेस्ट नट + चैरी प्लम
102.	तेज दौड़ने पर खारिश होना	हवाइट चेस्ट नट + मिमुलस + क्रैब एपल

103.	बहुत बीमार परन्तु हौसला कायम	(i) ओक + मिमुलस + चैरी प्लम (ii) हवाइट चेस्ट नट + वालनट + क्रैब एपल
104.	आपाहिज वहन की सेवा	रेड चेस्ट नट + क्रैब एपल + हवाइट चेस्ट + वालनट
105.	अपने बच्चों से शिकायत	मिमुलस + चिकोरी
106.	जवानी में कमजोरी	मिमुलस + क्रैब एपल + आलिव
107.	घर में हौव्वा बना हुआ	हॉली + बीच + चिकोरी
108.	योनि में जलन	क्रैब एपल + आलिव + वालनट + हवाइट चेस्ट नट
109.	हर साल उदासी का दौरा	(i) हवाइट चेस्ट नट + वालनट + मिमुलस (ii) लार्च + चैरी प्लम
110.	अपनी पतली टांगों पर ध्यान	हवाइट चेस्ट नट + आलिव + मिमुलस
111.	पुराना गठिया का दर्द	मिमुलस + क्रैब एपल + चैरी प्लम
112.	पुरानी ब्रोकाइटस की शिकायत	हवाइट चेस्ट नट + वालनट + क्रैब एपल
113.	माहवारी में विध्न	हवाइट चेस्ट नट + वालनट
114.	शादी में शामिल होने में सन्देह	हवाइट चेस्ट नट + क्रैब एपल + मिमुलस
115.	पुरानी पेट की तकलीफ़	चैरी प्लम + मिमुलस
116.	त्वचा पर खारिश	हवाइट चेस्ट नट + क्रैब एपल + मिमुलस
117.	दुर्घटना के बाद दौरा पड़ना	रेश्क्यू
118.	डॉ० को मरीज पर क्रोध आया	इम्पेसेन्स + क्रैब एपल + स्कलेरेन्थस

119.	निचला जबड़ा भारी	हवाइट चेस्ट नट + क्रैब एपल + चैरी प्लम
120.	पारकिन्गसन रोग	हवाइट चेस्ट + मिमुलस + जैन्सियन + आलिव
121.	माहवारी अनिश्चित	हवाइट चेस्ट नट + स्क्लेरेन्थस
122.	पुराने दर्द की वापसी का डर	हवाइट चेस्ट नट + चैरी प्लम + मिमुलस
123.	साइनस की पुरानी तकलीफ़	हवाइट चेस्ट नट + वालनट + आलिव + हार्न बीन
124.	पढ़ाई में वही गल्ती बार-बार	हवाइट चेस्ट नट + वालनट + आलिव + चैरी प्लम + मिमुलस + स्क्लेरेन्थस
125.	घबराहट, गर्मी में रेल यात्रा की	रेश्क्यू
126.	माहवारी का कठिन समय	मिमुलस + चैरी प्लम + हवाइट चेस्ट नट + वालनट
127.	बाहर जाने से पहले ही घबराहट	हवाइट चेस्ट नट + वालनट + मिमुलस + रेड चेस्ट नट + जैंन्सियन
128.	भूख न लगना	विलो
129.	पुरानी खारिश	हवाइट चेस्ट नट + वालनट
130.	पुरानी सांस की तकलीफ़	स्टार आफ बैथेलम + हवाइट चेस्ट नट + क्रैब एपल + वलानट
131.	गला बैठना	हवाइट चेस्ट नट + वालनट + मिमुलस + जैन्सियन
132.	माहवारी से डर	हवाइट चेस्ट नट + वालनट + चैरी प्लम + मिमुलस
133.	लगातार बुखार	हवाइट चेस्ट नट + मिमुलस + आलिव + विलो

134.	संयुक्त परिवार की तकलीफ़	ह्वाइट चेस्ट नट + एग्रीमनी + गार्स + मिमुलस
135.	परिवार की जिम्मेदारियों का बोझ	एग्रीमनी
136.	ड्राइवरी छोड़नी पड़ी	राकरोज + ह्वाइट चेस्ट नट
137.	कारोवार में नुकसान	ह्वाइट चेस्ट नट + मिमुलस + लार्च + जैन्सियन
138.	महिलाओं की छाती देखना	ह्वाइट चेस्ट नट + चैरी प्लम + मिमुलस
139.	नर्वस ब्रेक डाउन	(i) गार्स + मिमुलस (ii) क्रैब एपल + ह्वाइट चेस्ट नट + वालनट
140.	माता के मरने पर शोक	ह्वाइट चेस्ट नट + चिकोरी + आलिव
141.	डराबने स्वप्न आना	ह्वाइट चेस्ट नट + राकरोज
142.	माइग्रेन दुबारा शुरू होना	ह्वाइट चेस्ट नट + मिमुलस
143.	बीमारी के बाद तकलीफ़	सैन्टोरी
144.	गर्भवती को सूर्य ग्रहन से डर	वालनट + आलिव + मिमुलस
145.	फालिस के दौरे के बाद स्वभाव परिवर्तन	लार्च + आलिव + इम्पेसेन्स
146.	बायरल बुखार दवा दिया	ह्वाइट चेस्ट नट + मिमुलस + क्रैब एपल
147.	मन का भ्रम	मिमुलस + क्रैब एपल
148.	अच्छी नींद न आना	स्क्लेरेन्थस + इम्पेसेन्स
149.	ईषा के कारण	होल्ली
150.	मन शून्य पड़ना	ह्वाइट चेस्ट नट
151.	अत्यधिक मोह - ईषा	चिकोरी + होल्ली
152.	किरायेदार न रखा	मिमुलस + लार्च
153.	किसी एक काम पर टिक न सकता	वाइल्ड ओट + स्क्लेरेन्थस

154.	माहावारी समाप्त होने का समय	स्क्लेरेन्थस + वालनट
155.	दांत निकलने का समय	वालनट
156.	पुरानी खारिश	ह्वाइट चेस्ट नट + वालनट
157.	उल्टी-पुल्टी हालत	स्क्लेरेन्थस
158.	भूख न लगना	विलो
159.	आत्मविश्वास में कमी	लार्च
160.	सांस की तकलीफ़	ह्वाइट चेस्ट नट + चिकोरी + मिमुलस
161.	गम मे आपा खोना	वाइल्ड ओट + एग्रीमनी + स्वीट चेस्ट नट
162.	हर समय सिर दर्द	क्रैब एपल
163.	पेशाब बार-बार आनी	चैरी प्लम
164.	बहुत बेचैनी	क्रैब एपल + मिमुलस
165.	बिना कारण के घबराहट	एस्पन
166.	माहवारी का बहुत डर	ह्वाइट चेस्ट नट + वालनट + चैरी प्लम
167.	बच्चा जनने का डर	स्क्लेरेन्थस + राकरोज
168.	पुराना रेशा जुकाम	ह्वाइट चेस्ट नट + वालनट + क्रैब एपल
169.	शाम के समय रोना	ह्वाइट चेस्ट नट + मिमुलस + चिकोरी
170.	पुराना अस्थमा	ह्वाइट चेस्ट नट + वालनट + क्रैब एपल
171.	पुरानी कब्ज़ - खश्क स्वभाव	ह्वाइट चेस्ट नट + क्रैब एपल + इम्पेसेन्स
172.	बेकाबू क्रोध	चैरी प्लम + मिमुलस
173.	माइग्रेन का दौरा पड़ा	रेड चेस्ट नट + चैरी प्लम
174.	बच्चे का लगातार रोना	विलो
175.	रोग के ऊट पटांग चिह्न	स्क्लेरेन्थस

176.	लगातार खाँसी का डर	ह्वाइट चेस्ट नट + मिमुलस
177.	टिककर न सो पाना	स्क्लेरेन्थस
178.	दुर्घटना का डर	मिमुलस + क्रैब एपल + आलिव
179.	पेट की पुरानी तकलीफ़	ह्वाइट चेस्ट नट + वालनट + मिमुलस
180.	बहुत जिद्दी, टिक कर न बैठ सकती	इम्पेसेन्स + मिमुलस + चेस्ट नट बड
181.	सीढ़ियाँ चढ़ने पर सांस फूलना	ह्वाइट चेस्ट नट + क्रैब एपल
182.	आवाज धीमी होना (गला बैठना)	हार्न बीन + आलिव + मिमुलस
183.	पुरानी एलर्जी	ह्वाइट चेस्ट नट + वालनट + क्रैब एपल + मिमुलस
184.	पिता का सख्त स्वभाव	वालनट + चैरी प्लम + राकरोज + क्रैब एपल
185.	ससुराल में उपेक्षा	मिमुलस + इम्पेसेन्स
186.	हर समय डरा रहना	ह्वाइट चेस्ट नट + मिमुलस + स्कलेरेन्थस
187.	बीमार, टी० बी० का शक	ह्वाइट चेस्ट नट + मिमुलस + सैन्टोरी + आलिव
188.	नाड़ी दिखाने में भी संकोच	मिमुलस
189.	पुत्र मौत का दुख	ह्वाइट चेस्ट नट + जेन्सियन + स्टार आफ बैथेलम + इम्पेसेन्स
190.	पुराना रेशा जुकाम	ह्वाइट चेस्ट नट + वालनट
191.	पुरानी माइग्रेन	ह्वाइट चेस्ट नट + वालनट + चैरी प्लम + मिमुलस
192.	पेट में गैस	क्रैब एपल + मिमुलस + आलिव

193.	खोपड़ी पर सफेद निशान	क्रैब एपल + मिमुलस
194.	पैर पर काले दाग	ह्वाइट चेस्ट नट + वालनट + क्रैब एपल
195.	गला खराब होना	ह्वाइट चेस्ट नट + वालनट + क्रैब एपल
196.	सर्दियों में चेहरे पर खारिश होना	क्रैब एपल + वालनट
197.	लोग उसे अपने हित के लिए प्रयोग करते	सैन्टारी
198.	बाजू में पुराना दर्द	ह्वाइट चेस्ट नट + वालनट + चैरी प्लम
199.	आत्मविश्वास खोना	लार्च
200.	पुराना रेशा-जुकाम	ह्वाइट चेस्ट नट + वालनट + क्रैब एपल
201.	सिरदर्द चिन्ता के कारण	रेड चेस्ट नट
202.	जल्दी क्रोध आना	ह्वाइट चेस्ट नट+ इम्पेसेन्स
203.	पुराना रेशा जुकाम	ह्वाइट चेस्ट नट + वालनट
204.	गर्भ रह जाने का डर	मिमुलस + हार्न बीन + आलिव
205.	पुराना सिरदर्द, उल्टियाँ	ह्वाइट चेस्ट नट + मिमुलस + क्रैब एपल
206.	कीड़े का काटा	क्रैब एपल + मिमुलस
207.	बीमारी के बाद कमजोरी	सेन्टोरी + आलिव + चैरी प्लम
208.	बेटे की शादी की चिन्ता	मिमुलस + एग्रीमनी + स्क्लेरेन्थस
209.	लाडला बेटा स्कूल जाने पर रोता	चिकोरी + होल्ली
210.	खाने की बद परहेजी ऑपरेशन का डर	चैरी प्लम + राकरोज
211.	बीमारी के बाद कमजोरी	सैन्टोरी + हार्नबीन + चैरी प्लम + इम्पेसेन्स
212.	ससुराल में उपेक्षा	विल्लो + रेड चेस्ट नट + चैरी प्लम

213.	टट्टी करने में देर लगना	स्कलेरेन्थस
214.	दुखों से छुटकारा पाना चाहता	क्रैब एपल + स्कलेरेन्थम + मिमुलस
215.	बहुत खारिश, बर्दास्त से बाहर	हवाइट चेस्ट नट + चैरी प्लम
216.	पुराने सिरदर्द का दौरा	जैन्सियन
217.	कमजोरी गैस की तकलीफ़	आलिव + क्रैब एपल
218.	जुर्म करना छोड़ने पर भी उदास	हवाइट चेस्ट नट + मिमुलस + लार्च + इम्पेसेन्स
219.	मानसिक तनाव, शक्की मिजाज	हवाइट चेस्ट नट + होल्ली
220.	दांत पीले, मुँह खोलने से डरती	क्रैब एपल + मिमुलस
221.	डरावने सपने, नींद न आती	राकरोज + क्रैब एपल + हवाइट चेस्ट नट
222.	शारीरिक दुख बिगड़ कर मानसिक रोग बनना	जैन्सियन + हवाइट चैस्ट नट + राकरोज + एग्रीमनी
223.	पुरानी उदासीनता	हवाइट चेस्ट नट + एस्पन + आलिव + जैन्सियन + चैरी प्लम
224.	बार-बार पेशाब आना	चैरी प्लम
225.	बीमारी से शीघ्र छुटकारा पाने की इच्छा	हवाइट चेस्ट नट + इम्पेसेन्स
226.	घुटने पर सूजन का दर्द	हवाइट चेस्ट नट + मिमुलस
227.	दिल की धड़कन एकदम बढ़ना	हवाइट चेस्ट नट + एस्पन
228.	बदसूरत होने का डर	मिमुलस + क्रैब एपल
229.	गला रूँघने की चेतना	क्रैब एपल
230.	दवाई खाते ही ठीक होने की इच्छा	इम्पेसेन्स + हवाइट चेस्ट नट + वालनट
231.	शराब न छोड़ पाना	चैरी प्लम + राकरोज
232.	छींक आने की पुरानी बीमारी	हवाइट चेस्ट नट + वालनट
233.	गले में बलगम फंस गई	क्रैब एपल

234.	सलिसी करने से हिचकिचाहट	लार्च + मिमुलस + हार्नबीन
235.	कॉलेज में रैगिग का डर	ह्वाइट चेस्ट नट + मिमुलस
236.	पुराना सिरदर्द	ह्वाइट चेस्ट नट + चैरी प्लम + मिमुलस
237.	तानाशाही स्वभाव	वाइन + चिकोरी + चैरीप्लम
238.	बीमारी के बाद तकलीफ़	सैन्टोरी
239.	तकलीफ़ बढ़ जाने का डर	मिमुलस + क्रैब एपल
240.	हाथों पर सफेद दाग	ह्वाइट चेस्ट नट + मिमुलस + क्रैब एपल
241.	फुलबहरी का डर	बरबेन + इम्पेसेन्स + मिमुलस + ह्वाइट + चेस्ट नट + क्रैब एपल
242.	अत्यधिक अनुशासित	बीच + वालनट + इम्पेसेन्स + होल्ली
243.	बवासीर का डर	क्रैब एपल + मिमुलस
244.	पढ़ाई में ध्यान न रखती	चेस्ट नट बड + हार्नबीन + आलिव
245.	हेमकुण्ड की यात्रा	(i) जैन्सियन + मिमुलस (ii) ह्वाइट चेस्ट नट + वालनट + क्रैब एपल
246.	कारोबार में कमी के कारण उदासी	एग्रीमनी + मिमुलस + लार्च
247.	मन तरंग के अधीन काम करना	चैरी प्लम + चिकोरी
248.	बुखार न टूटता	होल्ली + विलो + इम्पेसेन्स
249.	सोशल कार्य कलाप में विध्न	एग्रीमना + होल्ली + चैरी प्लम
250.	अन्तर्मुखी उदासी	जैन्सियन + होल्ली + इम्पेसेन्स
251.	कारोबार चुनने में पेरशानी	वाइल्ड ओट + जैन्सियन
252.	चेहरे पर धब्बे	क्रैब एपल + मिमुलस

253.	अत्यधिक मानसिक पीड़ा	स्वीड चेस्ट नट + ह्वाइट चेस्ट नट + रेड चेस्ट नट + मिमुलस
254.	पाँव में सूजन	मिमुलस + क्रैब एपल
255.	गठिया की पुरानी बीमारी	ह्वाइट चेस्ट नट + वालनट + मिमुलस
256.	बुखार के पश्चात खाँसी	ह्वाइट चेस्ट नट + विलो + क्रैब एपल + सैन्टोरी
257.	इम्तहान के नाम से इलर्जी	राकरोज + चैरी प्लम + लार्च
258.	दूसरों की चिन्ता से अपनी सेहत बिगड़ना	रेड चेस्ट नट + ह्वाइट चेस्ट नट + मिमुलस
259.	सीने में दुबारा घुटन	एग्रीमनी + ह्वाइट चेस्ट नट + वालनट
260.	घृणा के कारण शारीरिक पीड़ा	होल्ली
261.	दूसरों की चिन्ता	रेड चेस्ट नट + क्रैब एपल + राकरोज + ह्वाइट चेस्ट नट
262.	लड़की की चिन्ता से स्वयं रोगी	रेड चेस्ट नट + एग्रीमनी + चैरी प्लम + ह्वाइट चेस्ट नट
263.	बच्ची हर वक्त रोती रहती	रेस्क्यू
264.	परदेश में घर की याद सतानी	चिकोरी + आलिव
265.	बुढ़ापे में सठिया गया	आलिव + हार्न बीन
266.	पढ़ाई में रूचि नहीं	आलिव + मिमुलस
267.	मन के विचारों से दुखी	ह्वाइट चेस्ट नट + मिमुलस + एग्रीमनी + स्कलेरेन्थस
268.	बचपन में काम चेष्टा उभारी गई	ह्वाइट चेस्ट नट + वालनट + मिमुलस

269.	सात साल की उदासीनता	चैरी प्लम + हवाइट चेस्ट नट + वालनट + मिमुलस
270.	कारोबार में घाटे का डर	वालनट + हवाइट चेस्ट नट
271.	अपने पन की पकड़	चिकोरी + चैरी प्लम
272.	कुछ नहीं खाता	विल्लो
273.	उदासी के दौरे पड़ते	हवाइट चेस्ट नट + वालनट + मिमुलस
274.	सुबह उठते ही उदासी	हवाइट चेस्ट नट + वालनट + मिमुलस + क्रैब एपल
275.	बहुत क्रोध आता	चैरी प्लम + क्रैब एपल
276.	आत्मिक ध्यान में विध्न पड़ गया	राकरोज + गार्स + आलिव + हवाइट चेस्ट नट
277.	असह पीड़ा	जैन्सियन + चैरी प्लम + इम्पेसेन्स + मिमुलस + हवाइट चेस्ट नट
278.	भूख न लगती, छिपकली का डर	विलो + मिमुलस
279.	चिन्ता, डर, उदासीनता	(i) रेड चेस्ट नट + जैन्सियन + लार्च (ii) मिमुलस + इम्पेसेन्स + क्रैब एपल
280.	सुबह ताजादम न होती	हार्न बीन + आलिव + राकरोज + हवाइट चेस्ट नट
281.	कभी सन्तुष्ट न होती	विलो
282.	अपनी गल्ती पर भी दूसरे पर दोषारोपण	विलो
283.	शरीर पर काले धब्बे	हवाइट चेस्ट नट + वालनट + क्रैब एपल + मिमुलस
284.	घर में डाका पड़ा	होल्ली + आलिव + हवाइट चेस्ट नट + इम्पेसेन्स

285.	पत्नी तानाशाह	मिमुलस + लार्च + वालनट + स्क्लेरेन्थस + ह्वाइट चेस्ट नट
286.	माहवारी ठीक करने पर मानसिक सन्तुलन बिगड़ना	मिमुलस + स्क्लेरेन्थस + इम्पेसेन्स + चैरी प्लम
287.	चेहरे पर काले धब्बे	ह्वाइट चेस्ट नट + वालनट + मिमुलस + क्रैब एपल
288.	भाई की तरक्की पर ईषा	होल्ली + इम्पेसेन्स + मिमुलस
289.	पुरानी तकलीफ़ का डर	ह्वाइट चेस्ट नट + वालनट + मिमुलस
290.	बिना कारण दुखी रहती	(i) लार्च + एस्पन + हवाइट चेस्ट नट (ii) विल्लो + आलिव + क्रैब एपल
291.	ताँत्रिक का हस्तक्षेप	ह्वाइट चेस्ट नट + जैन्सियन + चैरी प्लम + राकरोज
292.	हिम्मत न करनी (दो चिन्ता)	स्क्लेरेन्थस + लार्च + मिमुलस + आलिव
293.	दर्द की चेतना	क्रैब एपल + मिमुलस
294.	हाथ में अल्सर	क्रैब एपल
295.	मुँह में छाले	क्रैब एपल
296.	अनहोनी का डर	एस्पन + जैन्सियन + आलिव

--*-*